Ayda Khader

MATERNIDADE PARA ENFERMEIROS

Ayda Khader

MATERNIDADE PARA ENFERMEIROS

ScienciaScripts

Cover image: www.ingimage.com

This book is a translation from the original published under ISBN 978-620-6-15005-3.

Publisher:
Sciencia Scripts
is a trademark of
Dodo Books Indian Ocean Ltd. and OmniScriptum S.R.L publishing group

120 High Road, East Finchley, London, N2 9ED, United Kingdom
Str. Armeneasca 28/1, office 1, Chisinau MD-2012, Republic of Moldova, Europe
Printed at: see last page
ISBN: 978-620-6-51876-1

Conteúdo

Capítulo (1)....................2
Capítulo (2)....................13
Capítulo (3)....................19
Capítulo (4)....................27
Capítulo (5)....................39
Capítulo (6)....................52
Capítulo (7)....................58
Capítulo (8)....................72
Capítulo (9)....................84
Capítulo (10)....................94
Capítulo (11)....................100
Referências....................104

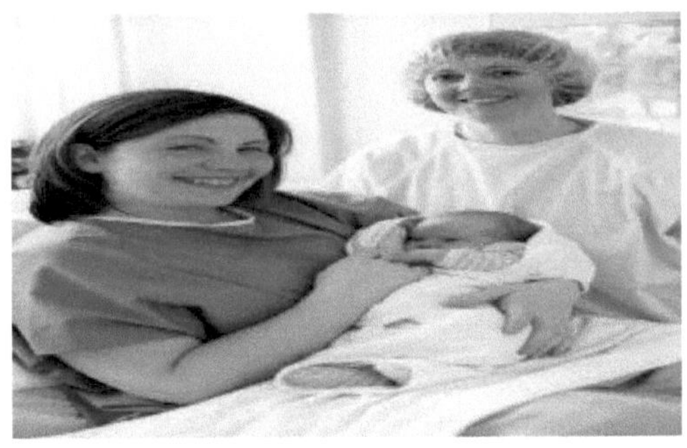

Capítulo (1)

Sistema reprodutor feminino

Amamentação na maternidade é:

É a prestação de cuidados de enfermagem à mulher e à sua família durante a gravidez e o parto e nos primeiros dias do puerpério

□ A enfermagem de maternidade inclui a instrução extensiva das mães sobre os comportamentos e necessidades habituais de um recém-nascido, sobre os padrões esperados de crescimento e desenvolvimento do bebé durante a primeira semana.

□ Preocupa-se com todos os aspectos dos cuidados de maternidade e centra-se em ajudar as mulheres grávidas e as famílias a satisfazerem as necessidades de saúde associadas à experiência de ter filhos

Cuidados de enfermagem materna: -

1) Evitar e conseguir uma gravidez, apoiando a mãe a tomar uma decisão informada.
2)Manutenção, monitorização ou interrupção da gravidez
3)Problemas relacionados com a gravidez, como a diabetes mellitus gestacional.
4)Apoiar a normal adaptação anatómica, fisiológica e psicológica à gravidez e ao parto.
5)A assistência às mães durante o trabalho de parto e o parto, bem como o apoio emocional durante o parto.
6) Observação contínua do aparecimento de sinais ou sintomas anormais

Obstetrícia

□ É a especialidade cirúrgica, ramo da medicina, que se ocupa dos cuidados da mulher e do feto durante a gravidez (período pré-natal), o parto e o período pós-natal. A obstetrícia é o equivalente não cirúrgico

Ginecologia

□ É a prática médica que se ocupa da saúde do sistema reprodutor feminino (útero, vagina e ovários), bem como dos órgãos reprodutores masculinos. Literalmente, fora da medicina, significa "a ciência da mulher". É a contrapartida é a contrapartida da andrologia, que trata de questões médicas específicas do sistema reprodutor masculino.

Anatomia e fisiologia da reprodução

Anatomia do sistema reprodutor feminino

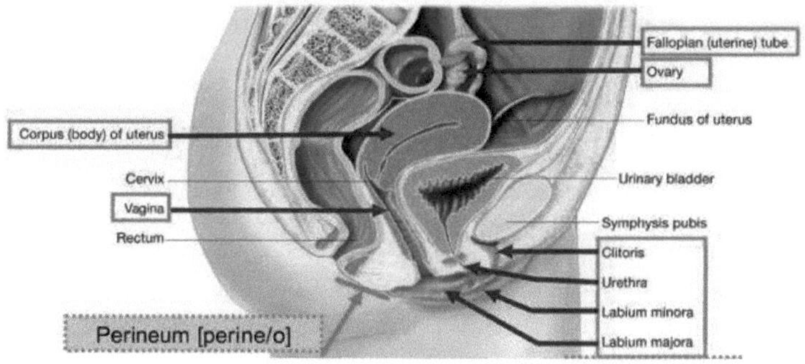

□ O sistema reprodutor feminino é constituído por estruturas pélvicas externas e internas.

□ Outras estruturas anatómicas que afectam o sistema reprodutor feminino incluem o hipotálamo e a glândula pituitária do sistema endócrino

Externo Reprodução feminina Órgãos

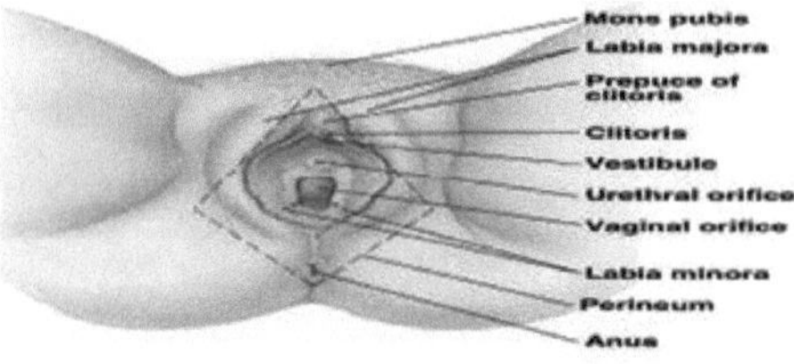

Chamada vulva. Estas estruturas incluem:

□ mons pubis,

□ lábios maiores

□ lábios menores.

Clítoris.

Estruturas do vestíbulo

■ períneo

Monte púbico

□ O mons pubis é a proeminência arredondada e carnuda sobre a sínfise púbica que forma o bordo anterior dos órgãos reprodutores externos.

□ É coberto por uma quantidade variável de pêlos púbicos.

Lábios Maiora e Minora

□ Os grandes lábios são duas pregas de tecido arredondadas e carnudas que se estendem desde o monte púbico até ao períneo.

□ Os grandes lábios protegem os tecidos mais frágeis da parte externa do

□ Os pequenos lábios correm paralelamente e dentro dos grandes lábios genitais.

□ Os pequenos lábios estendem-se anteriormente a partir do clítoris e fundem-se posteriormente para formar a fúrcula,

Clítoris

□ O clítoris é uma pequena saliência na junção anterior dos dois pequenos lábios.

□ Esta estrutura é composta por tecido erétil altamente sensível, semelhante ao do pénis

Vestíbulo

□ O vestíbulo refere-se às estruturas delimitadas pelos pequenos lábios.

□ O meato urinário, o introito vaginal e os ductos de Skene e Bartholin as glândulas encontram-se no vestíbulo

□ As glândulas de Bartholin fornecem lubrificação para o introito vaginal, particularmente durante a excitação sexual.

□ Uma pequena porção de tecido rodeia a abertura da vagina.

O tecido himenal não cobre ou oclui completamente a vagina.

□ O hímen alarga-se, por vezes rasgando-se, o que pode ser acompanhado de hemorragia.

Hímen

- Uma pequena porção de tecido rodeia a abertura da vagina. O tecido himenal não cobre ou oclui completamente a vagina.
- o hímen alarga-se, por vezes por rasgão, que pode ser acompanhado de hemorragia.

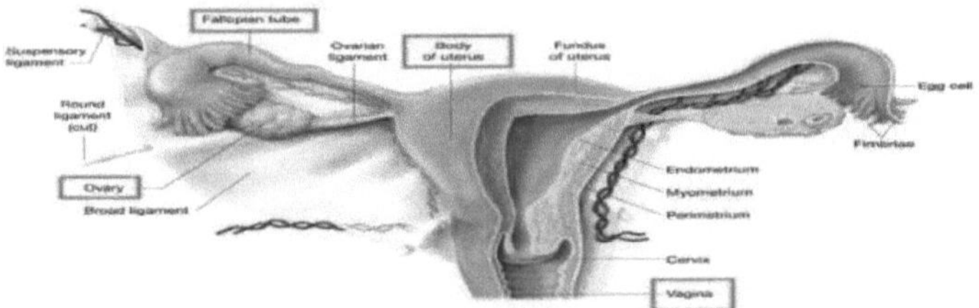

Períneo

- O períneo é a parte mais posterior dos órgãos reprodutores femininos externos.
- O períneo estende-se desde a fúrcula anteriormente até ao ânus posteriormente.

Órgãos reprodutores femininos internos

As estruturas internas de reprodução são:

1. a vagina. 2. O útero. 3. Trompas de Falópio. 4. ovários Estes órgãos estão apoiados e contidos na bacia óssea

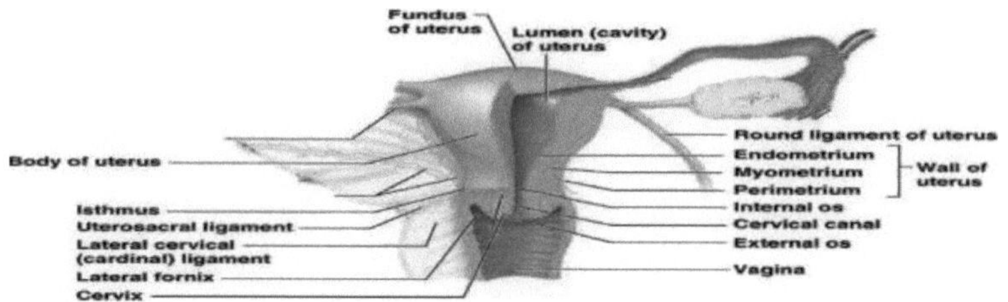

1. Vagina

□ Trata-se de um tubo dobrável, com 8-10 cm de comprimento.

□ Apresenta-se entre a bexiga e a uretra (anteriormente) e o reto (posteriormente).

□ Liga o útero ao orifício perene.

Funções:

□ É o órgão feminino do coito (união sexual entre homem e mulher).
Canal de nascimento.

□ Transporta tecidos e sangue durante a menstruação para o exterior

2. Útero

□ Está localizado centralmente na cavidade pélvica, entre a bexiga (anteriormente) e o reto (posteriormente).

□ Na mulher solteira, o útero tem forma de pera, mede aproximadamente 7,5 cm de comprimento, 5 cm de largura e 2,5 cm de espessura.

□ A parte superior é designada por corpo, a parte superior saliente do corpo é designada por fundo e a parte inferior é designada por colo do útero.

□ Está suspenso acima da bexiga e é anterior ao reto.
A sua posição normal é antevertida (rodada para a frente sobre a bexiga) e ligeiramente anteflexionada (fletida para a frente)

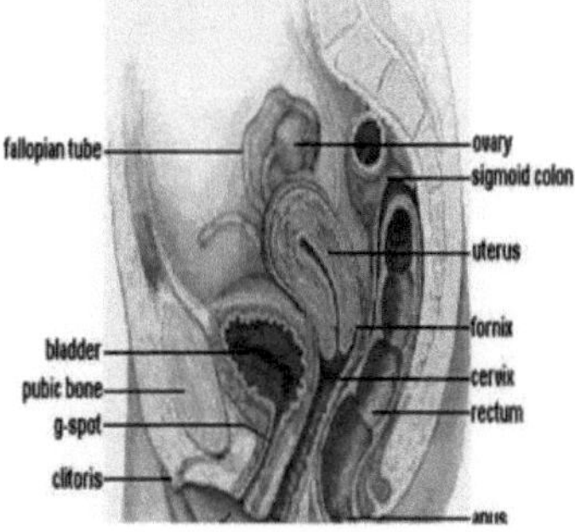

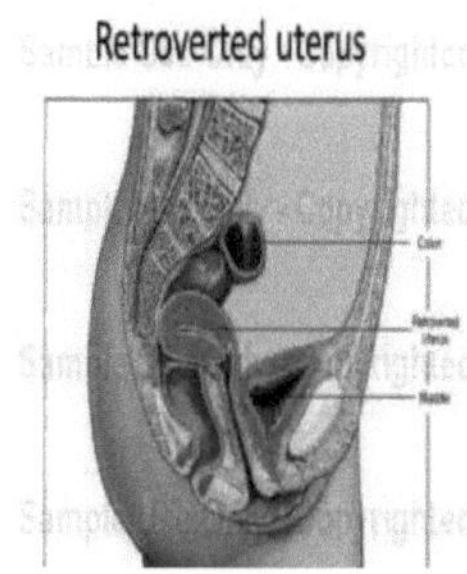

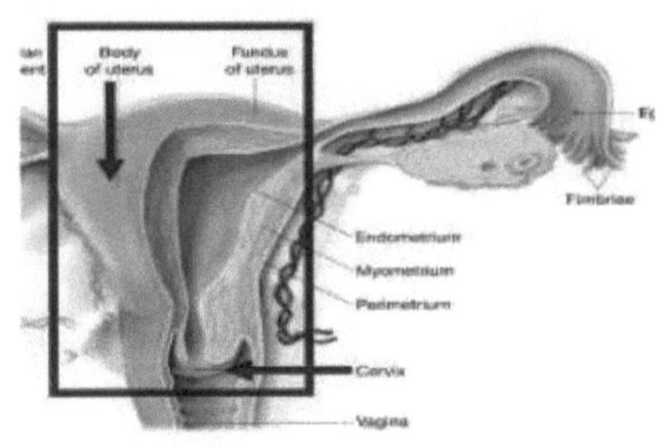

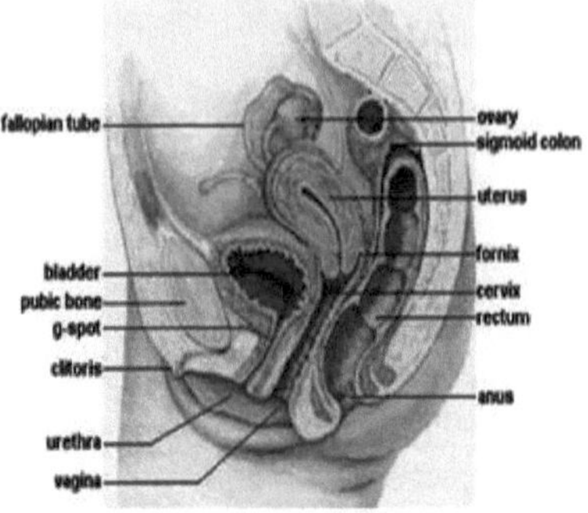

Camadas do útero.

- O útero tem três camadas:
- o perimétrio, o miométrio e o endométrio

1) Endométrio:

- É a camada mais interna
- É composto por três camadas, das quais se desprendem durante cada período menstrual e após o parto nos lóquios, a drenagem vaginal após o parto.
- É um sítio de implementação, de validação

2) Miométrio:

- É a camada intermédia espessa.
- O fundo do útero tem a parte mais espessa do miométrio.
- É composto por camadas de músculo liso que se estendem em três direcções - longitudinal, transversal e oblíqua.

3) peritoneu:

- É a camada mais externa.
- Cobre todas as partes, exceto o quarto inferior da superfície anterior e o colo do útero

Função do útero:

1. Fonte de nutrição até ao desenvolvimento da placenta.
2. Proporciona um ambiente seguro que protege o feto
3. Trabalho.
4. Menstruação.
5. Sítio da gravidez.

3. Trompas de Falópio

As trompas de Falópio, também chamadas ovidutos, têm 8 a 14 cm de comprimento e são bastante estreitas (2 a 3 mm na parte mais estreita e 5 a 8 mm na parte mais larga).

Função:

- Receber o ovócito ovulado
- Fornecer um local para fertilização
- Fixa-se ao útero
- Não se fixa fisicamente ao ovário

- Apoiado pelo ligamento largo

As trompas de Falópio têm quatro divisões

1) A porção intersticial corre para a cavidade uterina e encontra-se dentro da parede uterina
2) O istmo é a parte estreita adjacente ao útero.
3) A ampola é a área mais larga do tubo lateral ao istmo, onde ocorre a fertilização.
4) O infundíbulo é a extremidade terminal do tubo, larga e em forma de funil.

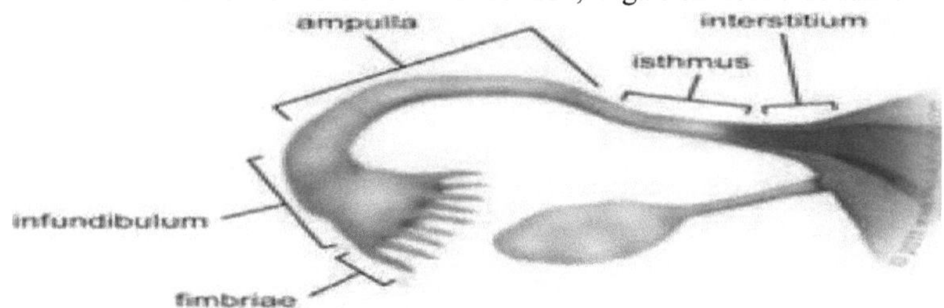

Pequenas glândulas em forma de amêndoa Produzem DV< (singular é OVUffl) Produzem hormonas sexuais femininas
Cada 28 dias produz:

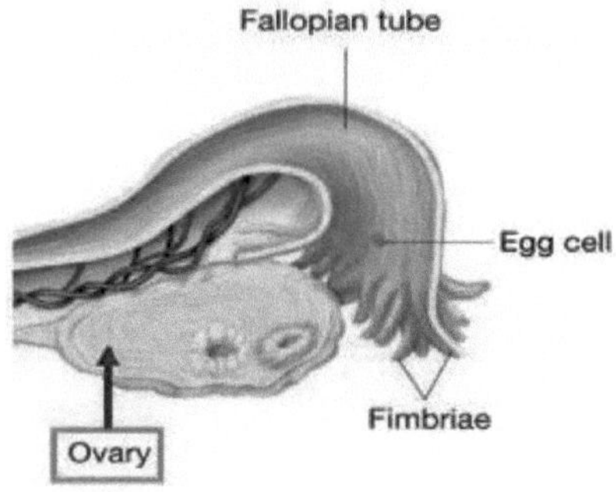

Hormona folículo-estimulante (I S H) ***Hormona luteinizante*** (l)
- Desencadeia a ovulação

Produz ***estrogénio*** e ***progesterona***
Estimula o revestimento do útero em preparação para receber o óvulo fertilizado
Características sexuais secundárias femininas

4. Ovários

□ Em alternativa, libertar um óvulo. Quando um ovário ovula, ou liberta um óvulo, este é arrastado para o lúmen da trompa de Falópio pelas fímbrias.

□ Um ovário está localizado em cada lado do útero, abaixo e atrás das tubas uterinas.

□ Os ovários são mantidos nas paredes laterais da pélvis por dois ligamentos, o ovariano e o suspensor.

Duas funções dos ovários

1) Ovulação: a libertação de um óvulo maduro do ovário num intervalo geralmente mensal.

2) Produção de hormonas: hormonas sexuais esteróides (estrogénio e progesterona)

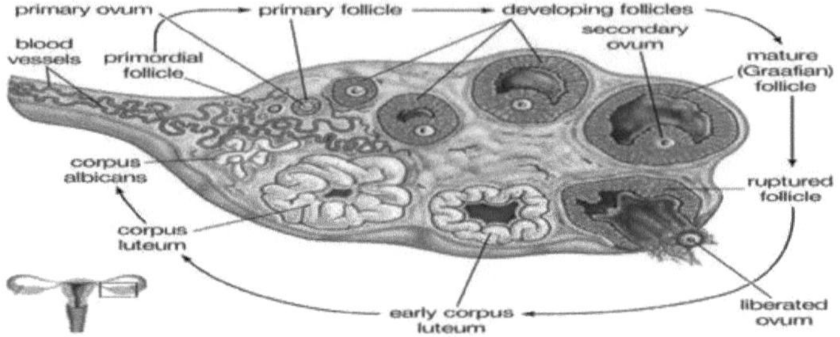

Pélvis feminina

A pélvis humana suporta a parte superior do corpo e transmite o seu peso aos membros inferiores,

Função

Permite o movimento do corpo, especialmente andar e correr.

Ajuda na gravidez Protege o órgão pélvico.

O pavimento pélvico é responsável pelo controlo voluntário da micção e desempenha um papel importante nas relações sexuais. Permite a saída do feto

A bacia é constituída por quatro ossos pélvicos :

- dois inominados
- um sacro
- um cóccix.

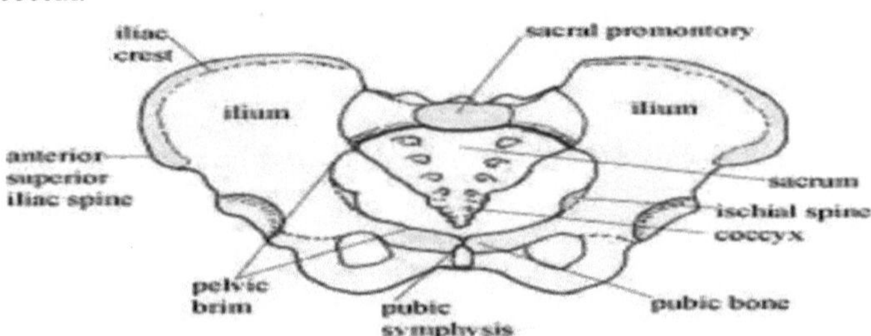

Os ossos inominados estão divididos em três regiões:

- ílio
- ísquio
- púbis.

Divisões da pélvis:

□ A verdadeira bacia situa-se abaixo da borda pélvica ou linha terminal; é a parte óssea

Canal através do qual o feto deve passar. Está dividido em três planos: a entrada, a pelve média e a saída.

□ Pelve falsa----lies acima de uma linha imaginária chamada linea terminalis ou borda pélvica. A função da falsa pélvis é suportar o útero aumentado

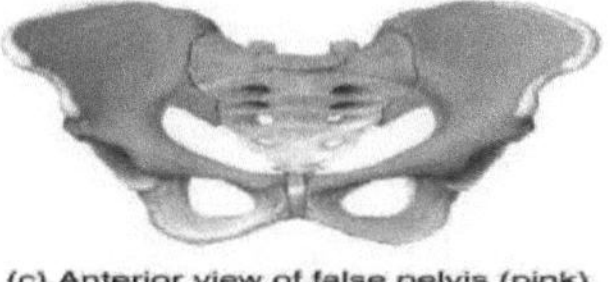

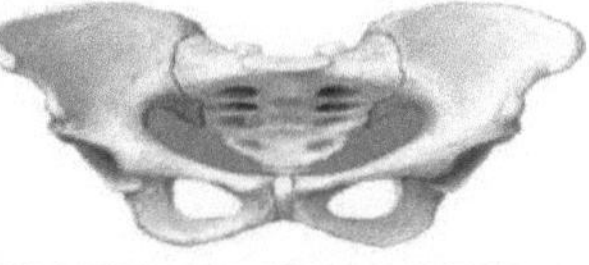

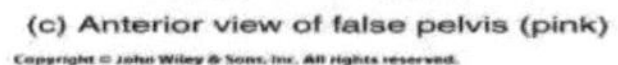

(c) Anterior view of false pelvis (pink)

(d) Anterior view of true pelvis (blue)

Tipos de pélvis

1) Pélvis ginecóide: a pélvis ideal para a criança com a sua borda arredondada
2) Pélvis androide : Assemelha-se à pélvis masculina, a sua borda tem a forma de coração (triangular)
3) Pélvis antropoide: apresenta uma borda ovalada
4) Platypelloid (plano): Tem uma aba em forma de rim

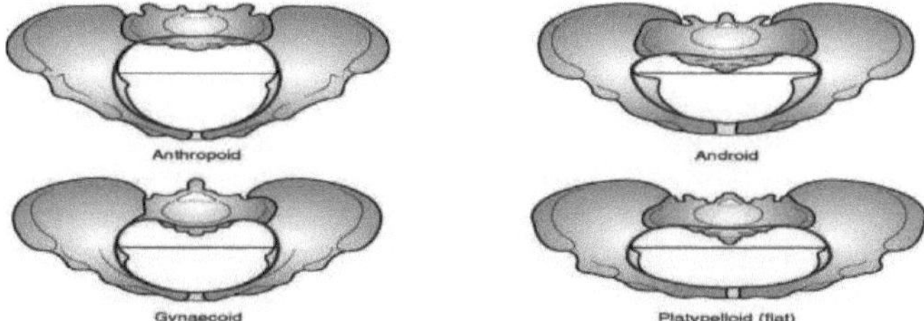

Camadas musculares

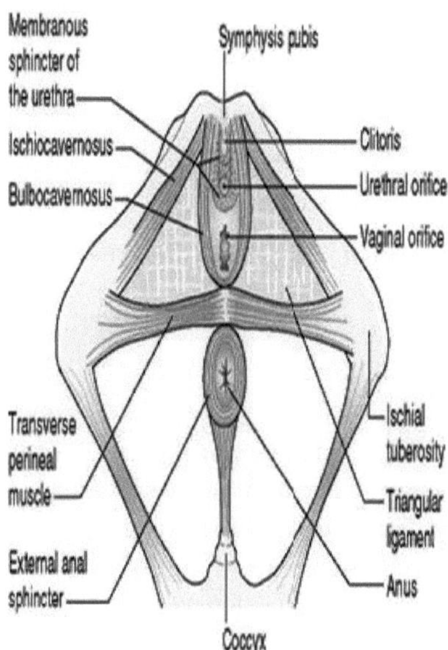

Os músculos do pavimento pélvico estão dispostos em duas camadas, a camada muscular superficial e a camada muscular profunda.

A camada muscular superficial

1. Esfíncter anal externo
2. Transversal do períneo
3. Bulbocavernosus
4. O isquiocavernoso
5. O esfíncter membranoso

As camadas musculares profundas (levatores ani)

1. O pubococcígeo
2. Iliococcygeus
3. O isquiococcígeo

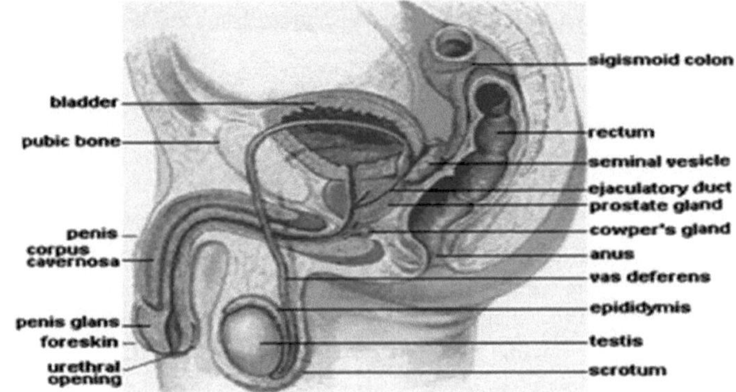

Sistema reprodutor masculino

O aparelho reprodutor masculino é constituído por órgãos internos localizados na cavidade pélvica e pelos órgãos genitais externos.

Órgãos reprodutores masculinos externos

O homem tem dois órgãos externos de reprodução: o pénis e o escroto.

O pénis

O pénis tem duas funções.

1. Como parte do trato urinário, transporta a urina da bexiga para o exterior durante a micção.
2. Como órgão reprodutor, o pénis deposita o sémen na vagina feminina durante o coito.

Escroto

- O escroto é uma bolsa de pele fina e músculo suspensa atrás do pénis.
- Uma bolsa enrugada como a plenitude da pele, músculo e fáscia.
- É dividida internamente por um septo que cada compartimento contém normalmente
um testículo, um epidídimo e um canal deferente.
- Uma das gónadas masculinas (testículo) está contida em cada bolsa do escroto.
- O principal objetivo do escroto é manter os testículos mais frescos do que a temperatura corporal central.
- A formação de espermatozóides masculinos normais exige que os testículos não

estejam demasiado quentes

Órgãos reprodutores masculinos internos

Testes

4- As gónadas masculinas, ou testículos, têm duas funções: servem de glândulas endócrinas e produzem gâmetas masculinos, ou espermatozóides, também chamados espermatozóides

5- Os androgénios (hormonas sexuais masculinas) são as principais secreções endócrinas dos testículos.

4- Os androgénios são produzidos pelas células de Leydig dos testículos. O principal androgénio produzido pelos testículos é a testosterona.

4- Um ciclo de feedback com o hipotálamo e a pituitária anterior estabiliza os níveis de testosterona. Uma pequena quantidade de testosterona é convertida em estrogénio nos homens e é necessária

4- para a formação de espermatozóides. A espermatogénese ocorre no interior de pequenos tubos enrolados, os túbulos seminíferos dos testículos.

4- Aquando da ejaculação, cerca de 35 a 200 milhões de espermatozóides são depositados na vagina.

4- Este grande número é necessário para uma fertilidade normal, embora um único espermatozoide fertilize o óvulo.

4- Apenas alguns espermatozóides chegam à trompa de Falópio.

4- onde um óvulo pode estar disponível para fertilização. Quando o primeiro espermatozoide penetra no óvulo, as mudanças

4- No interior do óvulo, impede que outros espermatozóides também o fecundem

4- Condutas e bucins acessórios

4- □ A partir dos túbulos seminíferos, os espermatozóides passam para o epidídimo, no escroto, para armazenamento e maturação final.

4- No epidídimo, os espermatozóides desenvolvem a capacidade de serem móveis, embora as secreções dentro do epidídimo inibam a motilidade real até que ocorra a ejaculação.

4- O epidídimo esvazia-se no canal deferente, onde é armazenado um maior número de espermatozóides.

4- O canal deferente sobe para a pélvis e depois desce para o pénis.

4- □ Na pélvis, o canal deferente junta-se ao ducto ejaculatório antes de se ligar à uretra.

Três glândulas-

1) As vesículas seminais.

2) A próstata.

3) A glândula bulbouretral - secreta os fluidos seminais que transportam os espermatozóides para o
vagina durante o ato sexual

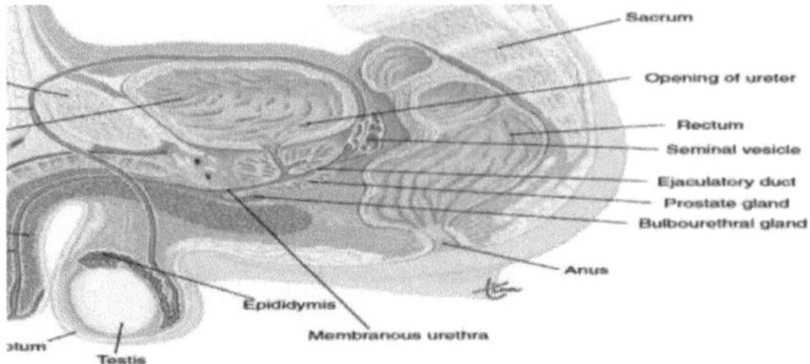

O líquido seminal tem quatro funções:

1. Alimentar o esperma.
2. Proteger os espermatozóides do ambiente de pH hostil (ácido) da vagina.
3. Melhorar a motilidade dos espermatozóides.
4. Lavar os espermatozóides da uretra para maximizar o número de espermatozóides depositados na vagina.

TABLE 3.3 Functions of Male Reproductive and Accessory Organs

Organ	Function
Penis	1. Conduit for urine from bladder 2. Male organ of sexual intercourse
Scrotum	1. Housing of testes and maintenance of their temperature at a level cooler than trunk of the body, thus promoting normal sperm formation
Testes	1. Endocrine glands that secrete primary male hormone (testosterone) 2. Sperm formation
Seminiferous tubules	1. Location of spermatogenesis within testes
Epididymis	1. Storage of some sperm 2. Final sperm maturation 3. Location where sperm develop ability to be motile
Vas deferens	1. Storage of sperm 2. Conduction of sperm from epididymis to urethra
Seminal vesicles, prostate, and bulbourethral glands	1. Secretion of seminal fluids that carry sperm and provide the following: • Nourishment of sperm • Protection of sperm from hostile acidic environment of vagina • Enhancement of motility of sperm • Washing of all sperm from urethra

Capítulo (2)

Ciclo reprodutivo feminino

Introdução ao ciclo menstrual

□ O ciclo menstrual (também designado por ciclo reprodutivo feminino) é uma hemorragia uterina periódica que se inicia com a descamação do endométrio secretor cerca de 14 dias após a ovulação. O objetivo do ciclo menstrual é preparar o útero para a gravidez.

□ A eumenorreia denota uma menstruação normal e regular, com uma duração média de hemorragia de 5 dias (entre 3 e 7 dias) e uma perda média de sangue de aproximadamente 50 ml (20 a 80 ml)

□ A duração média do ciclo menstrual normal é de 28 dias com ± 7 dias.

□ A idade, o estado físico, ambiental e emocional da pessoa influenciam a regularidade do período menstrual.

□ O primeiro ciclo menstrual chama-se menarca

□ O primeiro dia do corrimento menstrual foi designado como o primeiro dia do ciclo.

A regularidade do ciclo menstrual é controlada pelo equilíbrio de quatro hormonas:

1. Estrogénios
2. Progesterona
3. Hormona folículo-estimulante (FSH)
4. Hormona Luteinizante (LH)

Ciclo menstrual

O ciclo menstrual de uma mulher é influenciado pelo ciclo ovárico e pelo ciclo endometrial.

Ciclo ovárico: diz respeito à maturação dos óvulos e é composto por três fases:

1. Folicular (os estrogénios são segregados, a FSH diminui)

■ Esta fase começa no primeiro dia da menstruação e dura 12-14 dias; durante os quais o folículo graafiano está a amadurecer sob a influência da LH e da FSH. O folículo graafiano em maturação produz estrogénio. No ciclo endometrial, esta fase refere-se à fase proliferativa, porque uma hormona faz com que o revestimento do útero cresça ou prolifere.

■ Uma grande quantidade de estrogénio é segregada pelo folículo durante esta fase do ciclo menstrual.

Este estrogénio tem várias funções:

V O estrogénio estimula o revestimento endometrial do útero. Este torna-se mais espesso e enriquecido.

V Um folículo começa a amadurecer e leva um óvulo à maturidade *V* O estrogénio suprime a secreção adicional de FSH.

2. Fase ovulatória (dia 14)

■ Esta fase começa quando os níveis de estrogénio atingem o pico e termina com a libertação do óvulo (refere-se à ovulação).

- O nível máximo de estrogénio ajuda a estimular uma libertação grande e súbita da hormona luteinizante (LH). Este pico de LH ocorre 12-36 horas antes da ovulação, que é acompanhada por um aumento transitório da temperatura corporal, é um sinal de que a ovulação está prestes a acontecer.
- O pico de LH provoca a rutura do folículo e a expulsão do óvulo maduro para a trompa de Falópio.
- Depois disso, há uma diminuição do nível de estrogénio e um aumento do nível de progesterona.

3. Fase lútea ou pós-vulatória (aumento da progesterona)

- Esta fase começa após a ovulação e dura cerca de 14 dias.
- Depois de o folículo se romper, as suas paredes colapsam. O corpo lúteo começa a segregar grandes quantidades de progesterona juntamente com um baixo nível de estrogénio, o que ajuda a preparar o revestimento endometrial para a implantação.
- Se o óvulo for fertilizado, é libertada uma pequena quantidade de uma hormona chamada gonadotrofina coriónica humana (HCG).
- A HCG pode ser detectada logo sete dias após a fertilização e é a base dos testes de gravidez precoce.

/ A HCG mantém o corpo lúteo viável, para que possa continuar a bombear estrogénio e progesterona, que, por sua vez, mantêm o revestimento endometrial intacto.

- Por volta da 6ª a 8ª semana de gestação, a placenta recém-formada assume a secreção de progesterona.
- Se o óvulo não for fertilizado, a FSH e a LH caem para níveis baixos e o corpo lúteo

regressão, o declínio do nível de estrogénio e progesterona, juntamente com a regressão do corpo lúteo, resultará na menstruação

Ciclo endometrial

- O ciclo endometrial diz respeito às alterações do endométrio do útero em resposta às alterações hormonais que ocorrem durante o ciclo ovárico.

Este ciclo é composto por três fases:

1 A fase proliferativa:

- □ Ocorre após a menstruação e termina com a ovulação. Durante esta fase, o endométrio prepara-se para a implantação, tornando-se mais espesso e mais vascularizado.
- □ Estas alterações são uma resposta aos níveis crescentes de estrogénio produzidos pelo folículo da graafia.

2 . A fase secretora:

- □ Começa após a ovulação e termina com o início da menstruação. Durante esta fase, o endométrio continua a engrossar. A principal hormona durante esta fase é a progesterona, que é segregada pelo corpo lúteo.
- □ Se ocorrer uma gravidez, o endométrio continua a desenvolver-se e começa a segregar glicogénio.

□ Se a gravidez não ocorrer e o corpo lúteo começar a degenerar e o tecido endometrial a degenerar.

3 A fase menstrual:

Ocorre em resposta a alterações hormonais e resulta na descamação do tecido endometrial

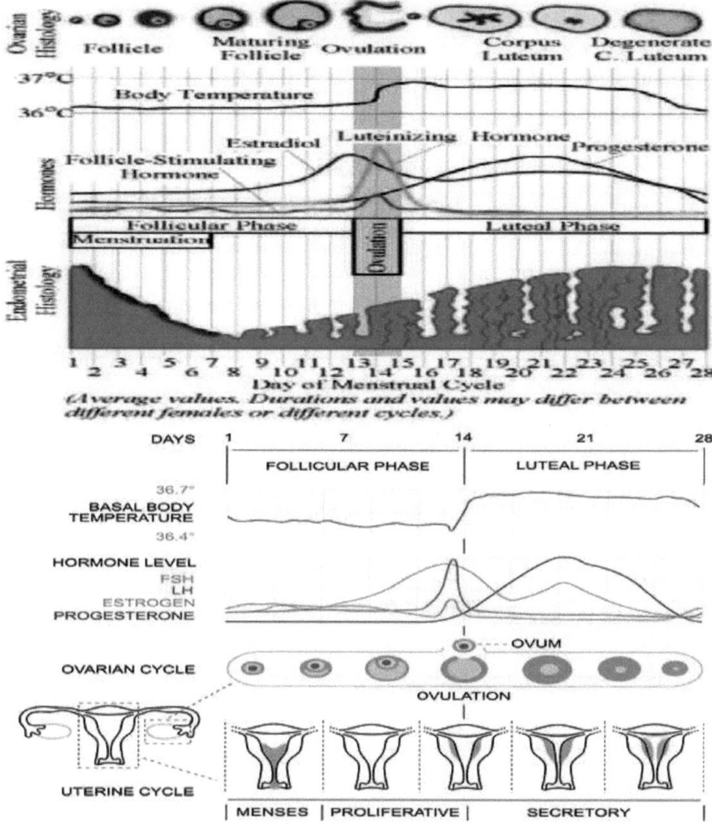

Distúrbio menstrual

1. Dismenorreia

Menstruação dolorosa que interfere com as actividades diárias. A causa possível é o aumento da produção de prostaglandina endometrial. As taxas de prevalência chegam a atingir 90 por cento □ Tem dois tipos:

a. Dismenorreia primária

□ Ocorre na ausência de doenças orgânicas

□ Surge geralmente após os primeiros 2-3 anos da menarca

□ Melhora frequentemente com a idade ou após a gravidez

□ Os sintomas podem incluir dores nas costas e nas coxas e perturbações gastrointestinais como anorexia, náuseas e vómitos

b. Dismenorreia secundária

□ Ocorre em associação com alterações patológicas, como endometriose, doença inflamatória pélvica, estenose cervical, neoplasia uterina ou ovárica ou pólipos uterinos

□ A presença de DIU pode levar a dismenorreia secundária

Tratada por:

□ Analgesia ligeira (inibidores das prostaglandinas)

□ Os contraceptivos podem ser utilizados

□ Exercício regular

□ Apoio emocional

2. Síndrome pré-menstrual (PMS)

□ É uma combinação de sintomas físicos, emocionais e psicológicos graves, como a depressão e a irritabilidade, que ocorrem imediatamente antes da menstruação.

□ Está relacionada com a fase lútea e distingue-se da dismenorreia pelo facto de não estar relacionada com a ovulação.

□ Os três sintomas mais proeminentes são a irritabilidade, a tensão e a disforia (infelicidade). Os sintomas emocionais e não específicos mais comuns incluem stress, ansiedade, dificuldade em adormecer (insónia), dores de cabeça, fadiga, alterações de humor, aumento da sensibilidade emocional e alterações da libido.

□ A presença de sintomas exclusivamente físicos associados ao ciclo menstrual, tais como inchaço, cólicas abdominais, obstipação, inchaço ou sensibilidade nos seios, acne cíclica e dores articulares ou musculares não é considerada SPM.

Tratamento:

□ Suplemento de progesterona

□ Diurético (espironolactona)

□ Podem ser utilizados tranquilizantes

□ Dieta pobre em sal

3. Amenorreia

Ausência de fluxo menstrual Tem dois tipos:

a. Amenorreia primária

□ Uma rapariga de 16 anos e que ainda não menstruou.

□ Causada por uma obstrução congénita. Ausência congénita de útero e ausência ou desequilíbrio de hormonas

b. Amenorreia secundária

□ A menstruação de uma rapariga começou mas pára.

□ Condições fisiológicas como gravidez, lactação e uso de contraceptivos

□ Condições patológicas como desequilíbrios hormonais, má nutrição, lesões nos ovários e stress.

Tratamento: de acordo com a causa.

4. Oligomenorreia

□ O termo oligomenorreia refere-se a uma menstruação pouco frequente (diminuição do tempo) ou, ocasionalmente, a uma hemorragia muito ligeira (diminuição da quantidade).

□ Existem vários sintomas: menos de nove menstruações por ano, menstruações imprevisíveis, dificuldade em engravidar e menstruações com mais de 35 dias de intervalo

□ Normalmente, existem factores ambientais que incluem: doença física, stress emocional, má nutrição, excesso de exercício e viagens frequentes podem causar oligomenorreia

□ As opções de tratamento para a oligomenorreia dependem da causa da doença.

5. Menorragia

□ A menorragia é um período menstrual anormalmente intenso ou prolongado em intervalos regulares.

□ As causas podem ser devidas a uma coagulação sanguínea anormal, a uma perturbação da regulação hormonal normal dos períodos ou a perturbações do revestimento endometrial do útero.

□ As opções de tratamento dependem da causa da doença. Os AINEs e as pílulas contraceptivas podem aliviar os sintomas

6. Metrorragia

□ A metrorragia ou hemorragia intermenstrual refere-se a qualquer episódio de hemorragia que ocorre entre os períodos menstruais regulares esperados.

□ É importante porque normalmente é um sintoma de outras doenças como o tumor canceroso ou benigno do útero, a endometriose e os miomas uterinos.

□ Mittlestaining, pequena hemorragia ou spotting ocorre na altura da ovulação.
É considerado normal (a causa da mittlestaining é desconhecida).

□ Mittelschmerz (dor de ovulação) descreve o fenómeno acima descrito, caracterizado por dor na parte inferior do abdómen e pélvica que ocorre a meio do ciclo

7. Polimenorreia

□ A polimenorreia ocorre quando o ciclo menstrual tem uma duração inferior a 21 dias. Por vezes, é difícil distinguir a polimenorreia da metrorragia;

□ No entanto, as hemorragias que ocorrem em intervalos regulares com menos de 21 dias de intervalo são geralmente polimenorreia.

8. Menopausa

□ Cessação fisiológica permanente da função da menstruação. Ocorre quando os estrogénios se tornam muito baixos.

□ A menopausa ocorre tipicamente (mas nem sempre) em mulheres entre os 45-55 anos de idade.

□ A menopausa pode ser induzida por cirurgia, como a histerectomia

□ A idade de início pode ser influenciada pela alimentação e por factores genéticos.

□ Cinquenta por cento das mulheres podem referir sintomas de calor que surgem no peito e se propagam ao pescoço e à face devido a instabilidade vasomotora (vasodilatação) e duram 20-30 minutos.

□ O sistema reprodutor começa a atrofiar e as mulheres tornam-se propensas à diabetes mellitus e à osteoporose.

□ As mulheres nesta fase da vida necessitam de apoio e aconselhamento psicológico.

Capítulo (3)

Fertilização e desenvolvimento fetal

Genes e cromossomas

- Os genes são compostos por ácido desoxirribonucleico - ADN (material de hereditariedade) que lhes permite duplicarem-se (genes) durante a divisão celular e proteica.
- Cada célula contém dois conjuntos de genes dispostos em linha para formar estruturas maiores chamadas cromossomas.
- Durante o desenvolvimento inicial, as células começam a assumir funções específicas.
- Interrupção da sequência genética normal ou paragem prematura da mesma
- Cromossomas
- O cromossoma é como um fio de contas.
- As células somáticas humanas normais contêm 46 cromossomas dispostos em 23 pares de cromossomas emparelhados (um cromossoma de cada par é herdado de cada progenitor).
- Existem 22 pares de autossomas que controlam as características do corpo e um par de cromossomas sexuais XX (feminino) ou XY (masculino)...
- Os cromossomas adicionados, em falta e estruturalmente anormais são geralmente prejudiciais

Divisão celular

- As células reproduzem-se por dois métodos diferentes: mitose (a célula replica-se para dar origem a duas células com a mesma composição genética) e meiose Mitose:
- As células somáticas dividem-se através do processo de mitose, no qual os componentes celulares, incluindo o material genético, são distribuídos igualmente pelas novas células formadas. Cada nova célula contém a mesma composição e potencial genético que a célula original.

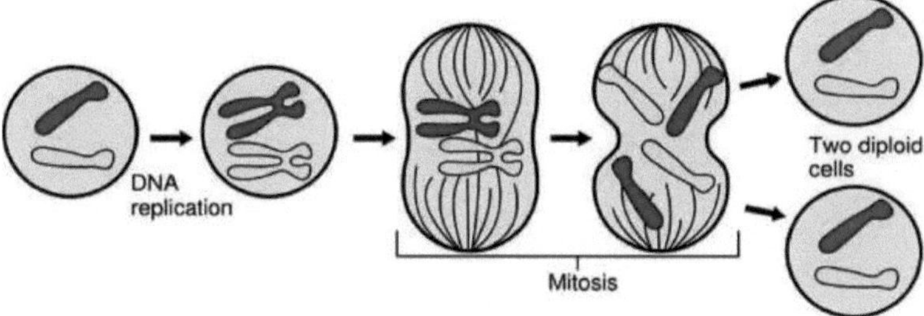

Meiose:

- O processo de divisão celular nas células reprodutoras é designado por gametogénese. A gametogénese ocorre por meiose. A meiose é um processo de divisão reducional em que o número de cromossomas por célula é cortado a meio para formar gâmetas.

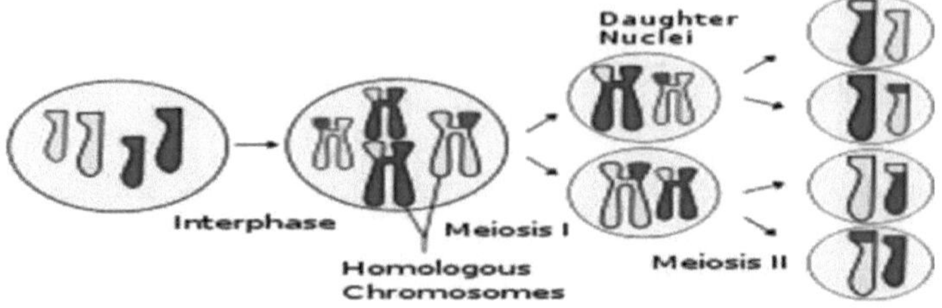

Espermatogénese :

- É o processo de meiose tal como ocorre nos testículos, o local de produção de espermatozóides.
- Dentro de cada testículo existem túbulos seminíferos que contêm espermatogónias, que são células estaminais que geram espermatozóides.
- Um espermatogónio divide-se por mitose para formar duas células, uma das quais permanecerá no local como célula estaminal, enquanto a outra se diferencia (especializa-se) para se tornar um espermatócito primário que sofrerá meiose

Oogénese :

- É o processo de meiose para a formação de óvulos; começa na vida fetal da fêmea.
- Todas as células que podem sofrer meiose durante a vida da mulher estão contidas nos seus ovários à nascença.
- A ovogénese começa nos ovários e é também regulada por hormonas

Conceção

Definido como a união das células sexuais ou gâmetas do casal. Os 23 cromossomas do espermatozoide paterno fundem-se com os 23 cromossomas do ovócito materno na fertilização para criar um embrião unicelular ou zigoto com 46 cromossomas

J Esta união é a referência do início de uma gravidez

No momento da fertilização, a composição genética do bebé está completa, incluindo o seu sexo. Uma vez que a mãe só pode fornecer cromossomas X (ela é XX), se um espermatozoide Y fecundar o óvulo, o bebé será um rapaz (XY); se um espermatozoide X fecundar o óvulo, o bebé será uma rapariga (XX).

Fertilização

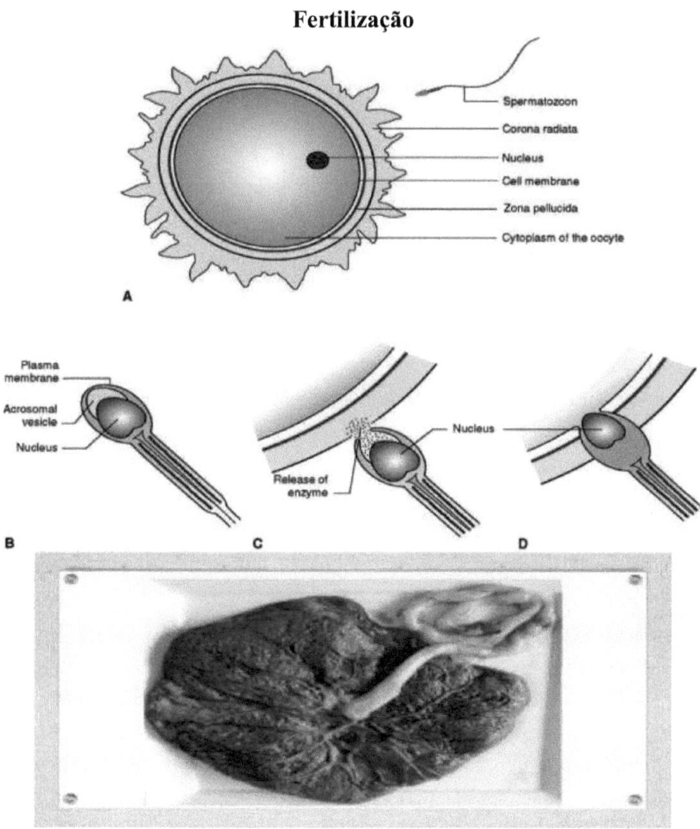

Placenta

- □ A placenta é um órgão espesso, em forma de disco. A placenta tem dois componentes: materno e fetal
- □ Está envolvido nas funções metabólicas, de transferência e endócrinas do útero
- □ Duas artérias umbilicais e uma veia umbilical transportam o sangue entre o feto e o lado fetal da placenta.
- □ O sangue é circulado de e para o lado fetal da placenta pelo coração fetal

Funções da placenta

1- Nutrição e respiração:

A perfusão dos espaços intervilosos da placenta com sangue materno permite a transferência de nutrientes e de oxigénio da mãe para o feto e a transferência de produtos residuais e de dióxido de carbono do feto para a circulação sanguínea materna.

2- Excreção

Os produtos residuais excretados pelo feto, como a ureia, o ácido úrico e a creatinina, são transferidos para o sangue materno por simples difusão através da placenta.

3- Função de barreira:

O sangue fetal nas vilosidades coriónicas está separado do sangue materno, nos espaços intervilosos, pela barreira placentária.

4- Armazenamento

A placenta metaboliza a glicose, armazena-a sob a forma de glicogénio e reconverte-a conforme necessário. Armazena ferro e vitaminas lipossolúveis.

5- Função endócrina

- Gonadotrofina coriónica humana (hCG): Ajuda o corpo lúteo nas primeiras 10 semanas de gravidez a produzir estrogénio e progesterona, estrogénio, progesterona

Membranas fetais

- As duas membranas fetais são o âmnio (membrana interna) e o córion (membrana externa).
- As duas membranas estão tão próximas que parecem ser uma só membrana (o "saco de águas")
- Se as membranas se romperem durante o trabalho de parto,
- O âmnio e o córion rompem-se normalmente em conjunto, libertando o líquido amniótico no interior do saco

Líquido amniótico

- É um líquido límpido, de cor palha clara, constituído por 99% de água, 1% de matéria sólida dissolvida, incluindo substâncias alimentares e produtos residuais
- protege o feto em crescimento e promove o desenvolvimento pré-natal normal. O volume de líquido amniótico aumenta durante a gravidez e é de aproximadamente 700 a 800 ml no termo
- Uma quantidade anormalmente pequena de líquido (menos de 50% da quantidade esperada para a gestação ou menos de 400 ml no termo) é chamada oligohidrâmnio
- O hidrâmnio (também chamado polihidrâmnio) é a situação oposta, em que a quantidade pode ultrapassar os 2000 ml
- Amniocentese: efectuada para detetar o sexo, o estado de saúde e a maturidade do feto.

Funções do líquido amniótico..:

1) Protege o feto de traumatismos directos.
2) Separa o feto da membrana fetal.
3) Permite a liberdade de movimentos do feto
4) Facilita o crescimento e o desenvolvimento simétrico do feto.
5) Protege o feto da perda de calor e mantém uma temperatura corporal fetal relativamente constante.
6) Serve de fonte de fluido oral para o feto (o feto ingere até 400 ml/dia).

Cordão Umbilical

□ É a linha de vida que liga o embrião à placenta, com cerca de 50-55 cm de comprimento e 2 cm de diâmetro e não contém receptores de dor

□ Tem duas artérias umbilicais (transportam sangue desoxigenado) e uma veia umbilical (transportam sangue oxigenado), que 400 ml de fluxo sanguíneo por minuto

□ Suportado por tecido conjuntivo frouxo contendo geleia de Wharton para evitar a dobragem do cordão no útero

Desenvolvimento fetal

□ O crescimento e o desenvolvimento do feto dividem-se normalmente em três fases:

1. Período pré-embrionário

□ O período pré-embrionário corresponde às primeiras 2 semanas após a conceção

□ Por volta do quarto dia após a conceção, o óvulo fertilizado, agora chamado zigoto, entra no útero.

□ É o período de início da divisão celular.

□ O zigoto divide-se em 2, depois em 4, depois em 8 células, e assim sucessivamente até ao estádio de 16 células.

□ As células tornam-se firmemente compactadas em cada divisão.

□ Uma bola sólida de 16 células, é chamada de mórula porque se assemelha a uma amora

□ as células exteriores da mórula segregam fluido, formando um blastocisto, um saco de células
com uma massa celular interna colocada fora do centro do saco.

□ A massa celular interna desenvolve-se no feto.

□ Parte da camada externa de células desenvolve as membranas fetais e a placenta, ou seja, a estrutura fetal que fornece alimento, elimina resíduos e segrega as hormonas necessárias para a continuação da gravidez

□ O endométrio, agora chamado de decídua, está na fase secretora do ciclo reprodutivo

□ As glândulas endometriais estão a segregar no seu máximo, fornecendo fluidos ricos para nutrir o concepto antes de a circulação placentária se estabelecer.

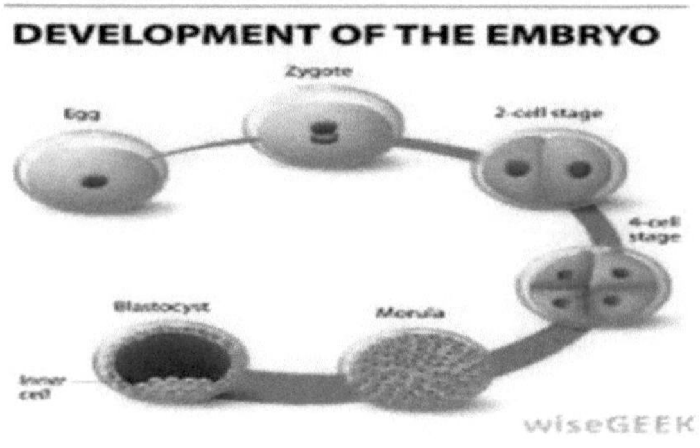

□ **A implantação, ou nidação**, é um processo gradual que ocorre entre os dias 6 e

10 após a conceção.

□ Durante o processo relativamente longo de implantação, as estruturas embrionárias continuam a desenvolver-se

□ A implantação normal ocorre na parte superior do útero, ligeiramente mais frequente na parede posterior do que na parede anterior.

O disco embrionário desenvolve três camadas, chamadas camadas germinativas, .

1) A ectoderme (ecto = exterior) dá origem à pele, às unhas, aos dentes e ao sistema nervoso

2) A endoderme (endo = interior) dá origem ao revestimento epitelial interno do TGI e do sistema respiratório,
glândulas endócrinas e canal auditivo

3) A mesoderme (meso = meio)
dá origem ao tecido conjuntivo, ao músculo, ao sangue e ao sistema vascular que, por sua vez, dão origem aos principais sistemas de órgãos do corpo

2. Fase embrionária: 3 a 8 semanas de gestação

□ Estão presentes os primórdios de todas as estruturas essenciais do corpo humano.

□ Fase mais crítica do desenvolvimento físico

□ Organogénese

□ O embrião humano mede atualmente pouco mais de um centímetro de comprimento e pesa cerca de 4,5 gramas.

3. Fase Fetal: 9 Semanas até ao Nascimento

□ Todos os sistemas de órgãos e estruturas externas estão presentes. Ocorre o refinamento da função do feto e dos órgãos

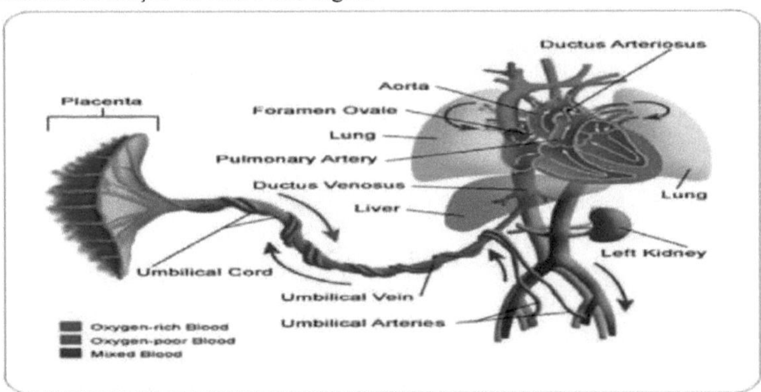

Circulação fetal

□ O percurso da circulação sanguínea fetal é do coração fetal para a placenta
para a troca de oxigénio, nutrientes e produtos residuais, e de volta ao feto para a entrega ao tecido fetal

Circuito de circulação fetal:

4- A veia umbilical entra no corpo através do anel umbilical e dirige-se para o fígado, juntando-se à veia porta. O sangue dirige-se então para a aurícula direita do coração.

Cerca de metade do sangue passa para o fígado.

4- A outra metade entra num vaso através do canal venoso que contorna o fígado (o sangue recentemente oxigenado).

4- O ducto venoso percorre uma pequena distância e junta-se à veia cava inferior. Aí, o sangue oxigenado da placenta mistura-se com o sangue desoxigenado das partes inferiores do corpo. Esta mistura continua através da veia cava até à aurícula direita.

4- No coração adulto, o sangue flui da aurícula direita para o ventrículo direito e depois através das artérias pulmonares para os pulmões.

4- No feto, os pulmões não são funcionais e o sangue contorna-os em grande parte.

4- Quando o sangue da veia cava inferior entra na aurícula direita, uma grande parte é desviada diretamente para a aurícula esquerda através de uma abertura chamada forame oval, devido à pressão na aurícula direita ser superior à da aurícula esquerda.

4- O sangue mais oxigenado que entra na aurícula esquerda através do forame oval é misturado com uma pequena quantidade de sangue desoxigenado que regressa das veias pulmonares (através do canal arterial).

4- Esta mistura passa para o ventrículo esquerdo e é bombeada para a aorta.

4- Uma parte chega ao miocárdio através das artérias coronárias e outra parte chega ao cérebro através das artérias carótidas.

4- O resto passa para as artérias umbilicais, que se ramificam a partir das
artérias ilíacas internas
e conduzem à placenta. Aí o sangue é re-oxigenado

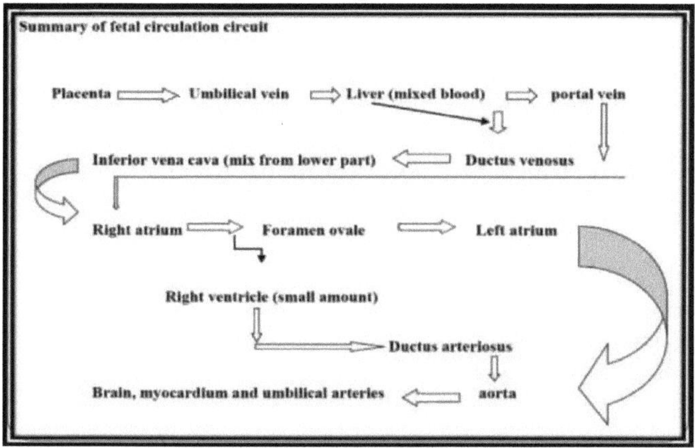

Aconselhamento genético

□ O aconselhamento genético fornece informações e apoio para ajudar as pessoas a compreender a doença genética que as preocupa e o risco de ocorrência na sua família, e a tomar decisões informadas sobre os testes e o tratamento.

□ Foco na família O aconselhamento genético centra-se na família e não apenas no indivíduo afetado.

□ Um membro da família pode ter uma malformação congénita, mas o estudo de toda a família é frequentemente necessário para um aconselhamento preciso

Importância do aconselhamento genético

1) Tranquilizar as pessoas que estão preocupadas com o facto de os seus filhos herdarem uma determinada doença.
2) Permitir que as pessoas afectadas por uma doença hereditária façam escolhas informadas sobre a produção futura.
3) Educar as pessoas sobre as doenças hereditárias e o processo de hereditariedade.
4) Oferecer apoio através de enfermagem materna qualificada a pessoas afectadas por doenças genéticas.

Indicações para o encaminhamento para aconselhamento genético.

1. Idade materna igual ou superior a 35 anos quando o bebé nasce
2. Idade paterna igual ou superior a 40 anos
3. Membros de um grupo com uma incidência aumentada de uma perturbação específica.
4. Portadores de doenças autossómicas recessivas
5. Mulheres que são portadoras de doenças ligadas ao X
6. Casais ligados por laços de sangue (relação consanguínea).
7. História familiar de malformação congénita ou deficiência intelectual
8. História familiar de nado-morto inexplicável
9. Mulheres que sofreram múltiplos abortos espontâneos
10. Mulheres grávidas expostas a teratogénios conhecidos ou suspeitos
11. Outros agentes nocivos antes ou durante a gravidez

Métodos de diagnóstico em aconselhamento genético

1. Rastreio pré-concecional
2. História familiar para identificar padrões hereditários de doenças ou defeitos congénitos Exame de fotografias de família
3. Análise cromossómica
4. Análise de ADN
5. Diagnóstico pré-natal de anomalias fetais
6. Análises ao soro materno para despiste de anomalias
7. Serumanalitos maternos (i.e., alfa-fetoproteína)
8. Rastreio pré-natal não invasivo (NIPS ou NIPT)
9. Análise do ADN fetal sem células
10. Amostra de vilosidades coriónicas
11. Amniocentese 12. Ultrassonografia.
13. Colheita de sangue umbilical por via percutânea

Capítulo (4)

Gravidez e cuidados pré-natais

Termos e definições utilizados na enfermagem de maternidade

□ **Gestação gravidez ou** condição **materna** de ter um feto em desenvolvimento no corpo.

□ Conceito **humano de embrião** até à 10ª semana de gestação (8ª semana após a conceção).

□ **Feto humano** a partir da 10ª semana de gestação (8ª semana após a conceção) até ao parto.

□ Capacidade de vida **viável**, geralmente aceite como 24 semanas, embora a sobrevivência seja rara.

□ **Gravida (G)** número total de gravidezes de qualquer gestação, incluindo o aborto, gravidez ectópica, mola hidatiforme (os gémeos contam como uma gravidez).

□ Mulher **nuligrávida** que não está atualmente nem nunca esteve grávida.

□ Mulher **primigesta grávida** pela primeira vez.

□ Mulher **multigravida** que já esteve grávida mais de uma vez. Aborto perda da gravidez intra-uterina antes de atingir a viabilidade (menos de 24 semanas ou peso fetal inferior a 500g.

□ **Para (P)** refere-se a gravidezes anteriores que atingiram a viabilidade (24semanas). (os gémeos contam como um só)

□ Mulher **nulípara** que nunca completou uma gravidez até ao período de viabilidade. A mulher pode ou não ter sofrido um aborto

□ Mulher **primípara** que tenha completado uma gravidez até ao período de viabilidade, independentemente do número de bebés nascidos e do facto de o bebé ser vivo ou nado-morto.

□ Mulher **multípara** que completou duas ou mais gravidezes até à fase de viabilidade.

□ **Grande multipartidarismo** é a paridade de 4 ou mais pessoas.

□ **Trimestres :**

1. Primeiro trimestre (T1): 0-12 semanas
2. Segundo trimestre (T2): 12-28 semanas
3. Terceiro trimestre (T3): 28-40 semanas

□ **Gravidez de termo normal (gravidez de termo):** completou 37-42 semanas

□ **Trabalho de parto pré-termo (trabalho de parto prematuro):** é o trabalho de parto que começa antes das 37 semanas de gravidez.

□ **Período pós-natal ou pós-parto (latim para "após o nascimento"):** é o período que começa imediatamente após o nascimento de uma criança e se estende por cerca de seis semanas.

□ **Sigla GTPAL**: é um sistema mais completo de anotação da história obstétrica. Este sistema vai mais longe e designa os números de bebés de termo, bebés pré-termo,

abortos e crianças vivas utilizando o acrónimo GTPAL da seguinte forma
G = grávida
T = número de bebés de termo (nascidos após 37 semanas de gestação - 42 semanas)
P = número de bebés pré-termo (nascidos entre as 20 semanas de gestação e as 37 semanas de gestação completas)
A = número de gravidezes que terminam antes das 20 semanas de gestação, espontâneas ou induzidas (aborto)
L = o número de filhos que vivem atualmente.

Manifestações da gravidez

□ A gravidez pode ser determinada pela cessação da menstruação, pelo aumento do útero e por um resultado positivo num teste de gravidez. Estas e muitas outras manifestações de gravidez são classificadas em três grupos: presuntivo, provável e positivo

Os sinais e sintomas da gravidez são agrupados em três classificações:

4- Presumível

A maioria, mas não todas, as indicações presuntivas são subjectivas Alterações sentidas e relatadas pela mulher.

4- Provável

Os indícios prováveis de gravidez são achados objectivos que podem ser documentados por um examinador.

4- Indicações positivas. aceites como confirmação positiva do objetivo de gravidez.

Sinais e sintomas presuntivos:

1) **Cessação da menstruação:** suspeita-se de gravidez se tiverem decorrido mais de 10 dias desde a data prevista para o início da menstruação.
2) **Alterações mamárias**

a. os seios aumentam de tamanho e tornam-se sensíveis, com veias visíveis.
b. os mamilos tornam-se maiores e mais pigmentados.
c. Colostro , um líquido leitoso fino (na segunda metade da gravidez).
d. Glândulas de Montgomery (segregam uma substância gordurosa que lubrifica e protege o
mamilo e aréola durante a amamentação) podem aparecer "pequenas elevações nas aréolas

3) **Sinal de Chadwick:** uma descoloração púrpura azulada que aparece no colo do útero, na vagina e na vulva
4) **as estrias abdominais (estrias gravídicas)** aparecem por vezes nos seios, no abdómen e nas coxas devido ao estiramento, à rutura e à atrofia do tecido conjuntivo profundo da pele

Sinais e sintomas prováveis:

1) Aumento do abdómen.
2) Alterações na forma, tamanho e consistência do útero.

□ O útero aumenta, alonga-se e diminui de espessura à medida que a gravidez avança.

□ Sinal de Hegar, o segmento uterino inferior amolece às 6-8 semanas.

3) Alterações no colo do útero:

Sinal de Goodell: amolecimento do colo do útero às 6-8 semanas.

4) Contrações intermitentes do útero (contração de Braxton Hick):

5) Balotamento: afundamento e ressalto do feto no líquido amniótico circundante em resposta a uma pancada súbita no útero, ocorre perto do meio da gravidez (16-28 semanas)

6) Testes hormonais positivos para a gravidez, resposta da HCG no sangue materno (4-12 semanas) e na urina (6-12 semanas).

Sinais positivos:

1) Sons cardíacos fetais por ultra-sons (6 semanas) ou estetoscópio fetal às 20-24 semanas.

2) Visualização do feto por ecografia às 6 semanas ou por raio X às 16 semanas.

3) Partes do feto palpadas às 24 semanas - Os movimentos fetais são palpáveis às 22 semanas
e visíveis no final da gravidez.

Adaptações maternas à gravidez

Todas as alterações no corpo da mãe durante a gravidez devem-se a:

Os efeitos de hormonas específicas.

O crescimento do feto no interior do útero.

Estas alterações permitem à mãe sustentar o feto, preparar o corpo para o parto, desenvolver os seios e diminuir as reservas de gordura para fornecer calorias para a produção de leite materno durante o puerpério

As mudanças começam logo após a fertilização

O útero:

□ As decíduas (nome do endométrio após a gravidez) tornam-se mais espessas, mais ricas e mais vasculares no fundo e na parte superior do útero. As decíduas fornecem um ambiente rico em glicogénio para o blastocisto até as células trofoblásticas começarem a formar a placenta.

□ O estrogénio é responsável pelo crescimento do músculo uterino.

□ O útero muda para uma forma globular para antecipar o feto. Isto provoca uma pressão sobre os outros órgãos pélvicos.

□ Após as 12 semanas, o fundo do útero pode ser palpado por via abdominal acima da sínfise púbica.

□ Às 20 semanas de gestação, o fundo do útero atinge o umbigo.

□ Às 36 semanas, o fundo do útero já atingiu o xifoide

O colo do útero:

□ Actua como uma barreira eficaz contra a infeção.

□ As células endocervicais segregam muco sob a influência da progesterona, que se torna mais espesso e mais viscoso durante a gravidez.

□ Um coágulo de muco muito espesso obstrui o canal cervical, o que proporciona proteção contra infecções ascendentes chamadas tampão cervical.

□ Os estrogénios aumentam a vascularização do colo do útero e, quando observados através de um espéculo, o colo do útero tem um aspeto arroxeado.

□ No final da gravidez, o amolecimento do colo do útero ocorre em resposta ao aumento das contracções indolores.

□ O progestagénio também desempenha um papel no amolecimento do colo do útero, preparando-o para o início do trabalho de parto.

□ **A vagina:**

□ Os estrogénios provocam a hipertrofia da camada muscular e alteram o tecido conjuntivo circundante, o que permite que a vagina se torne mais elástica e que se dilate durante o parto.

□ A vagina é mais vascularizada, aparecendo com uma cor púrpura avermelhada.

□ O pH das secreções vaginais é de 3,5-6 (mais ácido) devido ao aumento da produção de ácido lático a partir do glicogénio no epitélio vaginal pelo lactobacilus acidophilus, que previne a infeção mas, infelizmente, aumenta a suscetibilidade de outras infecções, como a candida albicans.

□ **Os ovários:**

A ovulação cessa durante a gravidez, a maturação de novos folículos é suspensa.

□ Um corpo lúteo funciona durante o início da gravidez (primeiras 8 semanas) produzindo principalmente progesterona.

Notas:

-O fluxo sanguíneo da placenta é de 450-650 ml/min no termo.

□ O fluxo sanguíneo para o útero constitui 2% do débito cardíaco na mulher não grávida e aumenta para 17% no termo da gravidez

□ **Alterações cutâneas**

□ O aumento da atividade da hormona de estimulação da melanina provoca uma pigmentação mais profunda durante a gravidez.

□ Alguns desenvolvem uma coloração mais profunda e irregular no rosto que se assemelha a uma máscara e é conhecida como cloasma.

□ (O aumento da pigmentação desaparece após a gravidez, mas pode reaparecer após a exposição ao sol).

□ Muitos notam uma linha pigmentada que vai do púbis ao umbigo e, por vezes, mais acima, denominada linha nigra

□ Nalgumas mulheres, as zonas de estiramento máximo tornam-se finas e as estrias gravídicas aparecem como riscas vermelhas durante a gravidez

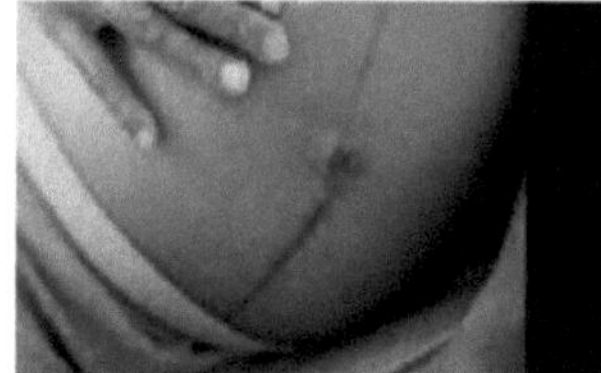

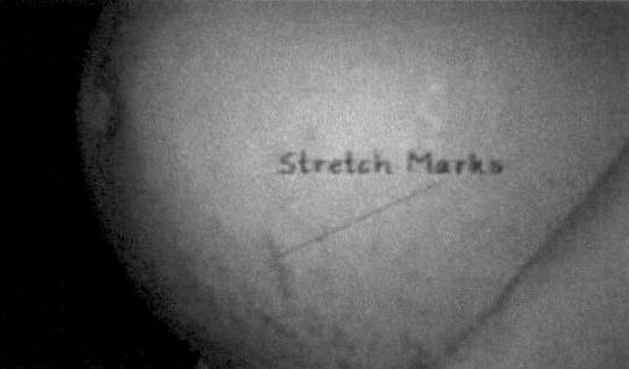

□ **Alterações do sistema cardiovascular**

□ O volume sanguíneo aumenta 40% a 45% e deve-se principalmente a um aumento do volume do plasma e dos eritrócitos.

□ maior necessidade de oxigénio exige que a mulher grávida aumente a sua ingestão de ferro.

□ anemia fisiológica da gravidez! ou pseudoanemia.

□ O efeito de hemodiluição é mais evidente entre as 32 e 34 semanas. O nível médio aceitável de hemoglobina na gravidez é de 11 a 12

□ O débito cardíaco aumenta, cerca de 30% a 50% acima dos níveis anteriores à gravidez

□ O aumento do volume vascular e a vasodilatação (relacionada com o relaxamento do músculo liso vascular induzido pela progesterona) impedem a elevação da pressão arterial.

□ síndrome de hipotensão supina ou síndrome da veia cava (desmaio relacionado com bradicardia) se estiver deitada de costas

□ **Alterações do sistema respiratório**

□ O volume corrente (quantidade de ar inspirado em cada minuto) aumenta 30% a 40%. Esta alteração está relacionada com os níveis elevados de estrogénio e progesterona.

□ Os estrogénios provocam hipertrofia e hiperplasia do tecido pulmonar.

□ O diafragma é elevado durante a gravidez, principalmente devido ao aumento do útero, mas o perímetro torácico aumenta 6 cm.

□ As necessidades de oxigénio materno aumentam em resposta ao aumento da taxa metabólica.

□ aumento da frequência respiratória e redução da PCO2 provavelmente induzidos pelo efeito da progesterona e do estrogénio no centro respiratório

□ **Alterações do sistema gastrointestinal:**

□ O desejo por substâncias não naturais é designado por pica

□ A azia é comum e está associada ao refluxo gástrico devido ao relaxamento do esfíncter cardíaco

□ A obstipação é o resultado de uma motilidade intestinal lenta .

□ Pode agravar as hemorróidas que podem existir devido ao efeito relaxante da ação da progesterona no músculo liso da parede das veias e à pressão exercida pelo útero dilatado nas veias pélvicas.

□ As náuseas e os vómitos ocorrem principalmente durante o início da gravidez, possivelmente devido ao aumento dos níveis de hCG e à alteração do metabolismo dos hidratos de carbono.

□ **Alterações no sistema urinário**

□ urgência urinária, frequência e noctúria.

□ Estes sinais e sintomas desaparecem durante o segundo trimestre e a maior parte do terceiro trimestre.

□ A infeção ascendente (ITU) ocorre mais frequentemente na gravidez devido ao relaxamento do músculo liso da bexiga e do esfíncter urinário, alterações que permitem a ascensão bacteriana para a bexiga. Os ureteres estão dilatados, a filtração glomerular está aumentada, a glicosúria pode ser evidente, a proteinúria não ocorre normalmente.

□ Os doentes devem ser encorajados a beber pelo menos 8 a 10 copos de água por dia e a esvaziar a bexiga pelo menos a cada 2 a 3 horas e imediatamente após as relações sexuais.

□ Estas medidas ajudam a evitar a estase da urina e a contaminação bacteriana que conduz à infeção

Alterações esqueléticas:

□ A progesterona e a relaxina favorecem o relaxamento dos ligamentos e dos músculos, atingindo o seu efeito máximo durante as últimas semanas de gravidez.

□ Este relaxamento permite que a pélvis aumente a sua capacidade para acolher a parte que apresenta o feto no final da gravidez e durante o parto.

□ A instabilidade das articulações pélvicas provoca uma marcha ondulante por vezes observada nas mulheres grávidas. Alteração da postura e da marcha devido a um aumento de peso que provoca dores nas costas.

□ **Alterações do sistema endócrino:**

□ O lactogénio placentário humano (hPL), o estrogénio e a progesterona produzidos pela placenta opõem-se à ação da insulina durante a gravidez.

□ ACTH, (hormona adrenocorticotrópica), também conhecida como corticotropina) aumentam a sua atividade.

□ A FSH e a LH são inibidas pela progesterona e pelo estrogénio.

□ A glândula tiroide está moderadamente aumentada devido à hiperplasia do tecido glandular e ao aumento da vascularização, o que leva a um aumento da TMB.

□ As secreções das glândulas supra-renais (corticosteróides) aumentam consideravelmente e podem ser uma das razões para a glicosúria na gravidez.

□ O aumento da secreção de aldosterona promove a retenção de água e aumenta o volume circulatório. O aumento da aldosterona pode ser uma resposta protetora ao aumento da excreção renal e das glândulas excretoras de sódio que ocorre devido aos efeitos da progesterona.

□ **Alterações metabólicas:**

□ Peso materno: O aumento contínuo do peso durante a gravidez é considerado um indicador favorável da adaptação materna e do crescimento fetal. Aumento esperado: 12,0 Kg aproxima-se do total.

□ Muitos factores influenciam o aumento de peso. O grau de edema materno, o tabagismo, a quantidade de líquido amniótico e o tamanho do feto devem ser tidos em conta.

□ Metabolismo proteico: - No termo, o feto e a placenta contêm 500g de proteínas. - Aproximadamente 500g a mais de proteína são adicionados ao útero, seios e sangue materno na forma de hemoglobina e proteínas plasmáticas.Aumento total: 1000 gramas.

□ Metabolismo dos hidratos de carbono: - As gravidezes normais induzem um estado de resistência periférica à insulina através da hPL, estrogénio e progesterona.

□ **Duração da gravidez:**

□ A duração média é de 280 dias ou 40 semanas a partir do primeiro dia do último período menstrual normal. - A duração também pode ser dividida em três partes iguais ou trimestres de pouco mais de 13 semanas ou 3 meses de calendário cada.

□ A data estimada de internamento (EDC) é calculada de acordo com a regra de Nagele, acrescentando 7 dias à data do primeiro dia do último período menstrual e contando 3 meses para trás.

Cuidados pré-natais (pré-natais)

□ O período pré-natal é um período preparatório, tanto a nível físico, em termos de crescimento fetal e de adaptação materna, como a nível psicológico, em termos de parentalidade.

□ As consultas pré-natais regulares começam idealmente logo após o primeiro período menstrual perdido, oferecem oportunidades para garantir a saúde da futura mãe e do seu bebé

Objectivos dos cuidados pré-natais

1) Proporcionar uma abordagem holística aos cuidados da mulher para satisfazer as suas necessidades individuais.
2) Apoiar e encorajar a adaptação psicológica saudável da família à maternidade.
3) Acompanhar a evolução da gravidez, a fim de garantir a saúde materna e o desenvolvimento normal do feto.
4) Assegurar que a mulher chega ao fim da gravidez emocionalmente preparada para o nascimento do seu bebé.
5) Assegurar que as mulheres possam fazer escolhas informadas sobre a gravidez e o parto.
6) Ajudar a mãe a tomar decisões informadas sobre os métodos de alimentação do bebé.

Visita de marcação

□ A consulta de marcação é a consulta inicial que deve ser efectuada assim que a gravidez é confirmada, uma vez que os órgãos do feto estão quase completos às 12 semanas.

□ A observação das características físicas é muito importante na visita de marcação.

□ Avaliação de enfermagem na consulta de marcação (anamnese) a) Informações pessoais ou demográficas

b) História obstétrica atual da mulher (gravidez atual):

Exemplo: se a mulher grávida de uma só vez de gémeos deu à luz na 35ª semana e os bebés sobreviveram. A abreviatura que representa esta informação é 2-1-2- 0-2.(GTPAL) c) História menstrual da mulher:

d) Antecedentes obstétricos

e) Historial médico

Exame físico e análises laboratoriais:

I. Os procedimentos de rastreio desempenham um papel importante na verificação da normalidade.

II. Uma altura superior a 160 cm indica uma bacia de tamanho normal.

III. Peso: a obesidade pode levar a um risco acrescido de diabetes gestacional e de HPP.

IV. Tensão arterial

V. Exame físico

Análises ao sangue: "Na consulta inicial"

Valores de hemograma completo (CBC) ❖ Tipo de sangue e fator Rh.

❖Teste de anticorpos para texoplasmose, Rh, rubéola" ❖Título de rubéola (se não for conhecido).

Eletroforese de hemoglobina, quando indicado (para detetar células falciformes, talassemia).

Rastreio do vírus da hepatite B.

□ Visitas pré-natais de acompanhamento (visitas subsequentes):

Horário: o Da conceção até às 28 semanas - de 4 em 4 semanas o Das 29 às 36 semanas - de 2 em 2 semanas o Das 37 semanas até ao parto - todas as semanas. o Cada visita inclui uma avaliação individual com tempo a sós com o prestador de cuidados de saúde.

o Podem ser necessárias visitas mais frequentes se houver complicações.

Exame abdominal:

□ Altura do fundo do olho acima da sínfise púbica.

□ Fundo do útero na sínfise púbica - 12 semanas de gestação.

□ Fundo de olho no umbigo = 22-2 4 semanas de gestação.

□ Fundo do útero a 28 cm do topo da sínfise = 28 semanas de gestação.

□ Fundo do útero no bordo inferior da caixa torácica = 36 semanas de gestação.

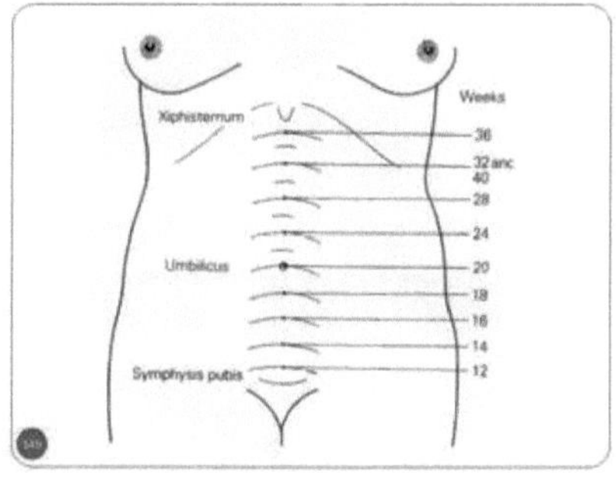

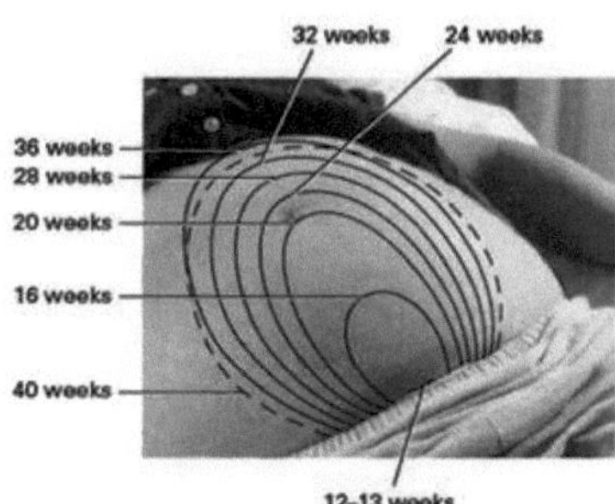

Métodos de exame abdominal:

1. Inspeção

O tamanho do útero

A forma do útero

Alterações de competências

2. Palpação ((Manobras de Leopold)

□ altura do fundo do olho

□ indicar gravidez múltipla ou polihidrâmnio

As manobras de Leopold

□ **Primeira manobra (Manobras de Leopoldo 1)**

□ Palpar o fundo uterino

□ A culatra (nádegas) é mais macia e de forma mais irregular do que a cabeça.

□ A deslocação da pélvis também desloca o tronco fetal.

□ A cabeça pode ser movimentada sem deslocar todo o tronco fetal, dura e redonda, pode ser balançada entre as pontas dos dedos das duas mãos devido à liberdade de movimentos do pescoço

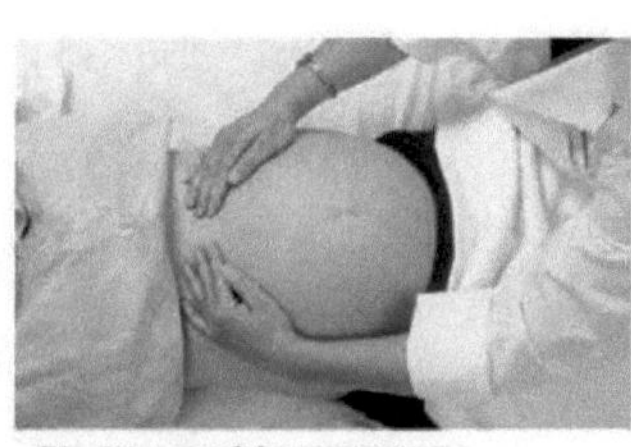

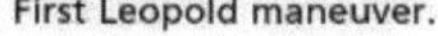
First Leopold maneuver.

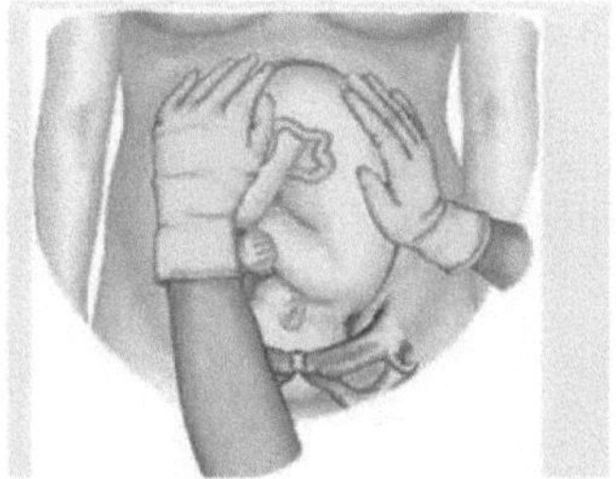

□ **Segunda manobra (Manobras de Leopoldo 2)**

□ Palpação lateral, deambulação, manobras umbilicais

□ Utiliza-se para localizar o dorso do feto de modo a determinar a sua posição

□ O dorso do feto é geralmente mais firme e mais regular do que o outro lado do feto.

□ As mãos são colocadas de cada lado do útero, ao nível do umbigo

□ Aplica-se uma pressão suave com mãos alternadas para detetar qual o lado do útero que oferece maior resistência.

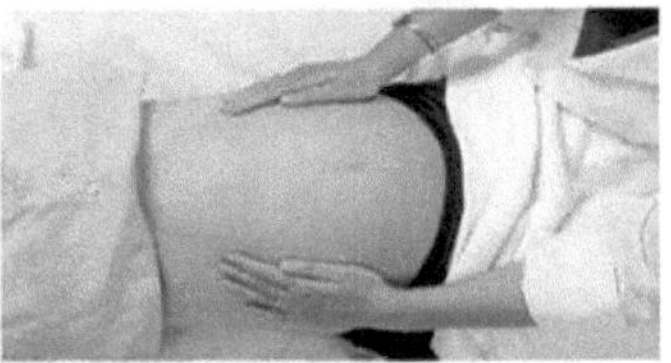

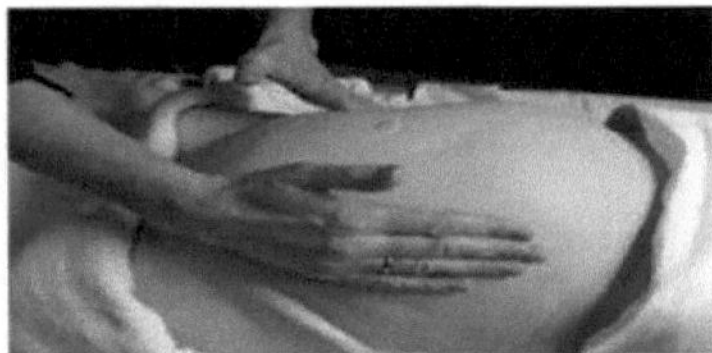

Second Leopold maneuver.

□ **Terceira manobra (Manobras de Leopoldo 3)**

□ Palpação pélvica, manobra ou preensão de Pallach

□ A palpação pélvica é utilizada para identificar a apresentação, que é a parte do feto que se encontra no pólo inferior do útero, sobre a borda pélvica.

□ A parte apresentadora está ocupada ou não A parte apresentadora é móvel (votável), ou ocupada.

□ A técnica com as duas mãos parece ser a mais confortável para a mulher e a que fornece mais informações

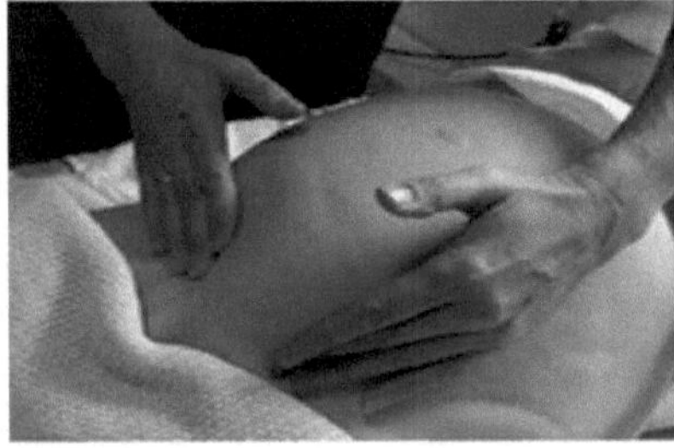

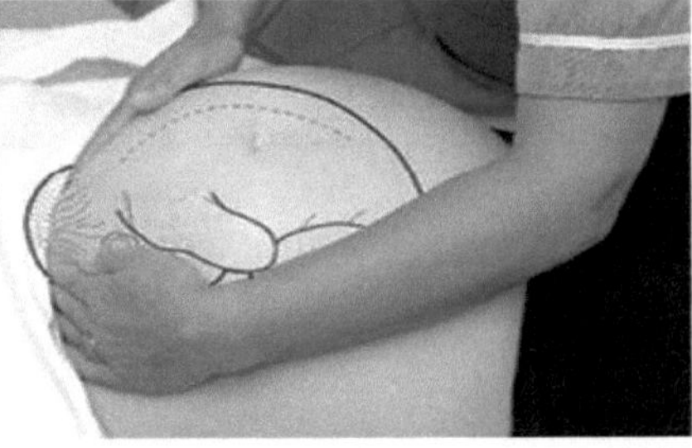

Manobra de frente (Manobras de Leopold 4)

Manobra de Pawlik

Determina se a cabeça está fletida (vértice) ou estendida (face).

Onde a parteira agarra o pólo inferior do útero

entre os dedos e o polegar

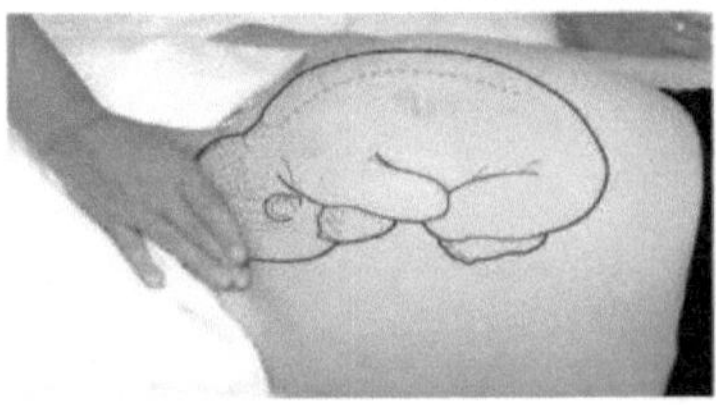

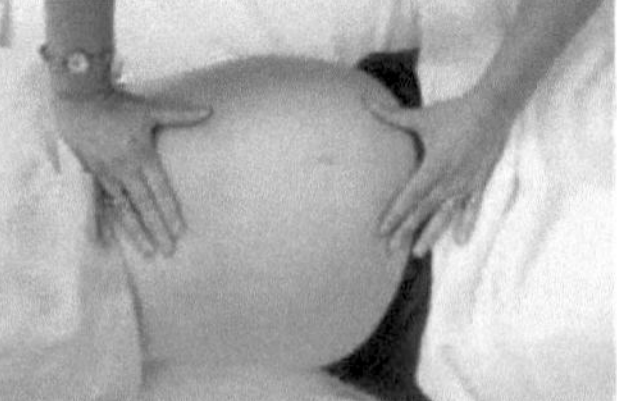

Quarta manobra de Leopoldo

□ **Compromisso**

o Ocorre quando o diâmetro transversal mais largo passa pela borda da pélvis

o Numa mulher primigesta, a cabeça engrena normalmente em qualquer altura a partir das 36 semanas.

□ **Mentira**

o a relação entre o eixo longo do feto e o eixo longo do útero

o Na maioria dos casos, a mentira é longitudinal devido à forma ovoide do útero; os restantes são transversais oblíquos.

□ **Posição**

□ A posição é a relação entre o denominador da apresentação e seis pontos na borda pélvica

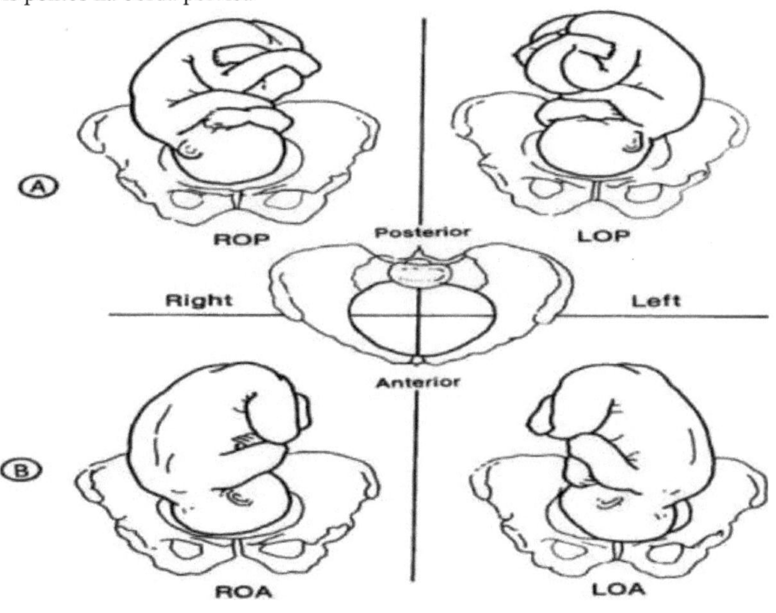

3. Auscultação

□ Um estetoscópio fetal Pinard permite à parteira ouvir diretamente o coração do feto e determinar se este é fetal e não materno.

□ O estetoscópio é colocado no abdómen da mãe, perpendicularmente a este, sobre o dorso do feto.

A parteira deve contar os batimentos por minuto, que devem estar na de 110-160.

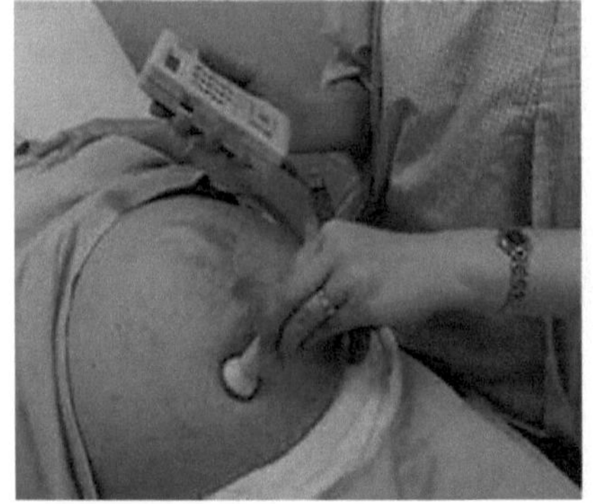

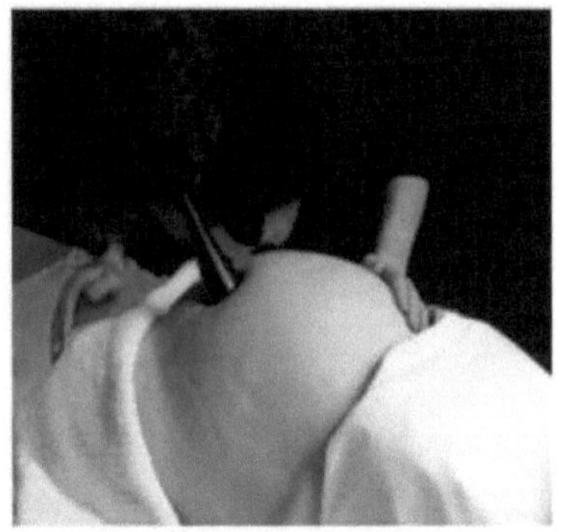

♦♦♦Nutrição Materna

□ A nutrição materna desempenha um papel significativo no bem-estar do feto, bem como na prevenção da gravidez de alto risco.

□ Um défice de 25% das calorias e proteínas necessárias pode interferir com a síntese do ADN.

□ Consequentemente, durante os primeiros 2-3 meses de gravidez, um défice de nutrientes pode ter um efeito teratogénico ou levar a perdas espontâneas.

□ Após 2-3 meses, os défices nutricionais maternos podem restringir o crescimento fetal, causando um bebé pequeno para a idade gestacional ou um bebé com um crescimento cerebral pequeno.

□ As deficiências nutricionais maternas específicas podem ter efeitos deletérios no feto.

□ A educação nutricional durante o período fértil pode ter efeitos positivos a longo prazo para a mãe, o bebé e toda a família.

□ Os minerais que não podem ser consumidos nas quantidades □ recomendadas durante a gravidez são o ferro e o cálcio.

□ O ferro é frequentemente adicionado como suplemento e o cálcio é adicionado para as mulheres com baixo consumo.

□ Os suplementos vitamínicos e minerais devem ser utilizados com cuidado para evitar a ingestão excessiva e a toxicidade.

□ O aumento da ingestão de alguns nutrientes interfere com a utilização de outros.

□ As mulheres grávidas devem beber cerca de 8 a 10 chávenas de líquidos por dia.

□ Devem comer 7 a 9 oz de cereais integrais, 3 a 3,5 chávenas de legumes, 2 chávenas
de frutas, 3 chávenas do grupo dos lacticínios e 6 a 6,5 oz de alimentos proteicos diariamente.

□ A cultura pode influenciar a dieta durante a gravidez. As práticas dietéticas asiáticas e hispânicas incluem a importância dos alimentos yin e yang (frios e quentes).

□ O enfermeiro deve saber que alimentos são aceitáveis e a que horas

Capítulo (5)

Avaliação e intervenções intraparto

trabalho

J O trabalho de parto é descrito como o processo através do qual o feto, a placenta e as membranas são expulsos pelo canal de parto.

O parto normal ocorre a termo e tem início espontâneo, com o feto a apresentar-se pelo vértice.

O processo é concluído em 18 horas e não surgem complicações.

J Início do trabalho de parto

J O mecanismo exato que dá início ao trabalho de parto é desconhecido. As teorias incluem o seguinte:

Teoria do estiramento uterino: o útero fica esticado e provoca a libertação de prostaglandinas.

A prostaglandina + oxitocina causa pressão no colo do útero, estimulando uma maior produção de oxitocina).

Há um aumento da produção de prostaglandinas pelas membranas fetais e pela decídua uterina à medida que a gravidez avança

No final da gravidez, o feto produz níveis elevados de cortisona que inibem a produção de progesterona pela placenta.

O envelhecimento e a deterioração da placenta desencadeiam o início das contracções.

□ **Termos gerais.**

□ **Apresentação**: a parte do feto mais profunda no canal de parto. A apresentação pode ser vértex, face, testa, pélvis ou ombro

□ **Atitude**: relação das partes do feto entre si (flexão normal

□ **Posição**: A posição refere-se à localização de um ponto de referência fixo na parte de apresentação do feto em relação a um quadrante específico da pélvis materna

□ **Clareamento**: a fixação do feto no segmento uterino inferior ocorre 2-3 semanas antes do início do trabalho de parto nas primigestas e mais tarde durante o trabalho de parto nas multigestas.

□ **Deitado**: uma comparação do eixo longo do feto com o eixo longo da mãe. A posição do feto é longitudinal, transversal ou oblíqua

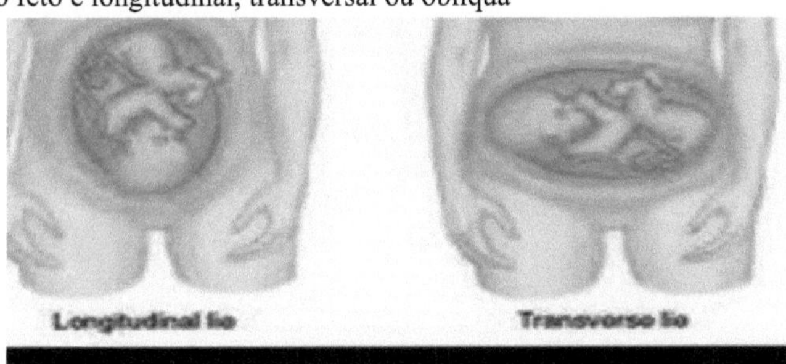

Estes factores são frequentemente designados por "os quatro Ps":

poderes, passagem, passageiro e psique.

4- Poderes (forças fisiológicas)

1) Contração uterina: as contracções uterinas são a principal força que move o feto através da pélvis materna.

2) Esforços de empurrar da mãe: a mulher sente vontade de empurrar e faz força enquanto o feto distende a vagina e pressiona o reto

4- Passagem (pélvis materna)

1) A passagem do parto é constituída pela pélvis materna e pelos tecidos moles

2) A pelve óssea é normalmente mais importante para o resultado do parto do que os tecidos moles, porque os ossos e as articulações não cedem facilmente às forças do parto.

3) A pelve verdadeira é a mais importante no parto

4- Passageiros (feto e placenta)

1) O passageiro é o feto, as membranas e a placenta

2) Diversas variáveis anatómicas e posicionais do feto influenciam o curso do trabalho de parto.

3) Cabeça do feto, o feto entra no canal de parto na apresentação cefálica

=Bones, Sutures, and Fontanels

□ Apresentação-Parte do corpo **do feto** que está mais profunda no canal de parto e é sentida

exame vaginal.

□ **Cefálico** (cabeça) - occipital, sincipital, testa, face ou queixo (mentum)

True Pelvis

1. Pelvic inlet (pelvic brim) is bounded posteriorly by sacral promontory, laterally by iliopectineal lines & anteriorly by symphysis pubis.

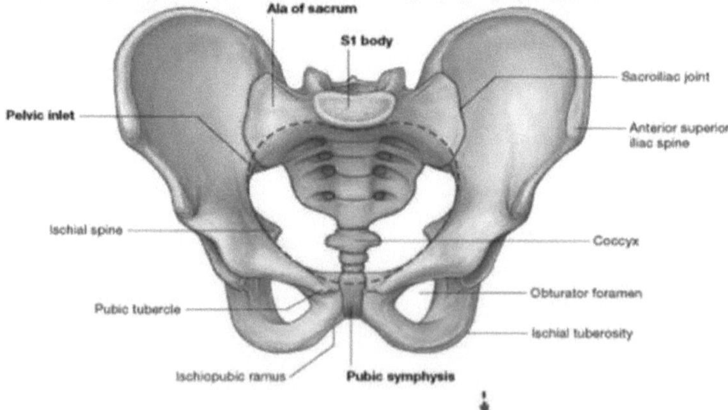

Cabeça do feto

□ Os ossos da cabeça do feto envolvidos no processo de nascimento são os dois ossos frontais na testa, dois ossos parietais na coroa da cabeça e um osso occipital na parte de trás da cabeça:

1) Suturas: dois ossos ligados para juntar.

2) Fontanelas: mais do que uma sutura ligada ao coletor.

□ A fontanela posterior: tem uma forma triangular, fecha-se às 6 semanas.

□ A fontanela anterior: tem uma forma de diamante formada pela intersecção de quatro suturas fechadas aos 18 meses.

□ Psicossocial (experiências anteriores, estado emocional)

□ A reação psicológica da mulher ao parto e ao nascimento é influenciada pela ansiedade, cultura, expectativas, experiências de vida e apoio.

1) Ansiedade

A ansiedade e o medo acentuados podem diminuir a capacidade da mulher para lidar com a dor durante o trabalho de parto

2) Cultura e expectativas, o nascimento como uma experiência, apoio

O sucesso do trabalho de parto e do parto depende das dimensões pélvicas adequadas, das dimensões fetais adequadas, da apresentação e das contracções uterinas adequadas.

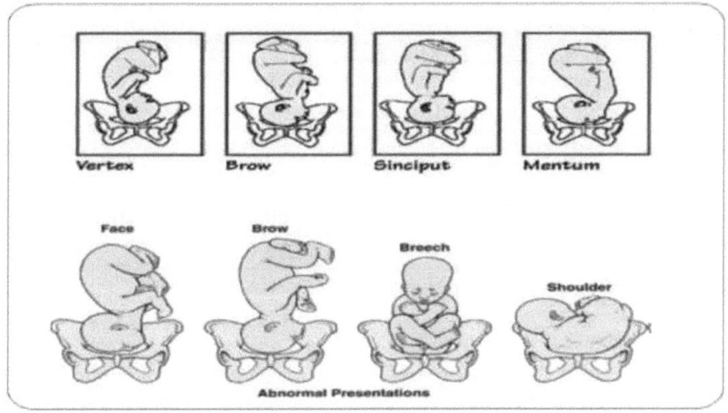

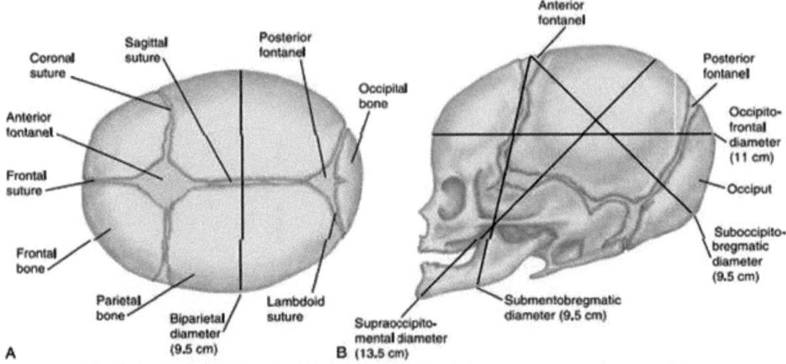

FIG. 12.5 A, Bones, sutures, and fontanels of the fetal head. Note that the anterior fontanel has a diamond shape, whereas the posterior fontanel is triangular. B, Lateral view of the fetal head demonstrating that anteroposterior diameters vary with the amount of flexion or extension.

FIG. 12.5 A, Ossos, suturas e fontanelas da cabeça do feto. Note-se que a fontanela anterior tem uma forma de diamante, enquanto a fontanela posterior é triangular. B, Vista lateral da cabeça do feto demonstrando que os diâmetros ântero-posteriores variam com a quantidade de flexão ou extensão.

Trabalho verdadeiro e trabalho falso

Verdadeiro trabalho	Falso trabalho
Dilatação e apagamento progressivo do colo do útero	Ausência de dilatação e apagamento progressivo do colo do útero
Ocorrem em intervalos regulares	Ocorrem em intervalos irregulares
Intervalo entre contracções diminuído	O intervalo permanece o mesmo ou aumentou
Aumento da intensidade da contração	Intensidade de permanecer igual ou diminuir
Localizada principalmente nas costas e no abdómen	Localizada principalmente na virilha e no abdómen
Geralmente intensificado pela caminhada	Geralmente não é afetado pela marcha
As contracções não são afectadas pela sedação ligeira	Afetado por sedação ligeira

Trabalho de parto normal

^começa quando o feto está suficientemente maduro para se adaptar facilmente à vida extra-uterina termo

37-42 ^Espontaneamente , apresentação cefálica , sem complicações.

O parto natural começa quando as forças que favorecem a continuação da gravidez são compensadas por forças que favorecem o seu fim.

Factores que parecem ter um papel no início do trabalho de parto.

1) Alterações na relação entre o estrogénio e a progesterona maternos, de modo que os níveis de estrogénio são mais elevados do que os níveis de progesterona. A progesterona promove o relaxamento do músculo liso do útero durante a maior parte da gravidez.
2) Prostaglandinas produzidas pela decídua e pelas membranas.

3) O aumento da secreção de ocitocina natural parece manter o trabalho de parto depois de este ter terminado
começou.

4) Parece provável um papel fetal no início do trabalho de parto

Fases do trabalho de parto

1) **A primeira fase** é a da dilatação do colo do útero. Começa com contracções rítmicas regulares e termina quando o colo do útero está totalmente dilatado 10 cm.

2) **A segunda fase** do trabalho de parto é a expulsão do feto. Começa quando o colo do útero está totalmente dilatado e termina quando o bebé nasce completamente.

3) **A 3ª fase** do trabalho de parto inclui a separação e a expulsão da placenta e das membranas. Dura desde o nascimento do bebé até à expulsão da placenta e das membranas. (cerca de meia hora)

4) **A 4ª fase** dura desde a expulsão da placenta até à estabilização do estado pós-parto da mulher, normalmente 1 a 2 horas após o parto I

Mecanismo de trabalho

Se a pélvis da mulher for adequada, o tamanho e a posição do feto forem adequados e as contracções uterinas forem regulares e de intensidade adequada, o feto passará pelo canal de parto.

/ Decente
/ Flexão
/ Rotação interna
/ Extensão
/ Restituição
/ Rotação externa
V Entrega do corpo

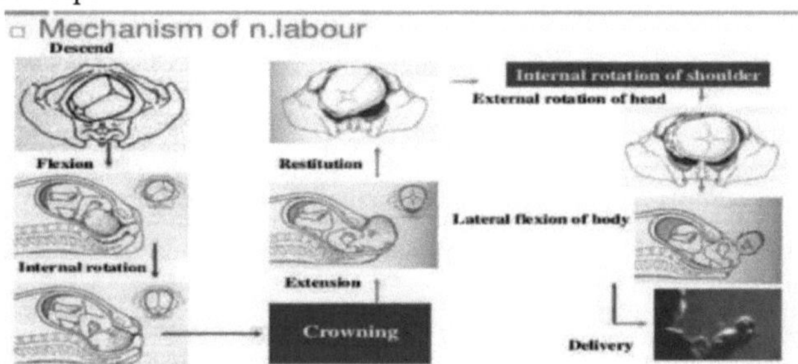

1. Descida

□ A decadência do feto é um mecanismo de parto que acompanha todos os outros.

□ Realizado pela força da contração uterina sobre a porção fetal no fundo do útero durante a segunda fase do parto

□ Grau de decência descrito como

/ Flutuante: a parte que se apresenta não está envolvida na entrada da pélvis
/ Fixo: a parte que se apresenta entra na pélvis

/ Compromisso: a parte apresentante ultrapassou a entrada pélvica

^2. Compromisso

□ O encaixe ocorre quando o maior diâmetro da parte de apresentação do feto (normalmente a cabeça) ultrapassa a entrada pélvica

□ O envolvimento ocorre até duas semanas antes do parto nas nulíparas e no início do parto nas multíparas. Em muitas parturientes e nalgumas nulíparas, só ocorre após o início do trabalho de parto.

^3. Flexão

□ O feto encontra resistência nos tecidos moles da pélvis durante a descida, provocando uma flexão de modo a que o queixo fique junto ao peito.

□ A flexão da cabeça apresenta o menor diâmetro anteroposterior (suboccipito bragmático) para o canal pélvico.

^4. Rotação interna

□ À medida que a cabeça se aproxima da espinha isquiática, ela gradualmente se vira anteriormente para se acomodar ao canal de parto, de modo que o occipício do feto se torna anterior à sínfise púbica (OA). Menos frequentemente, a cabeça pode rodar para trás, de modo a que o occipital se dirija para o sacro da mãe (OP).

^5. Extensão

□ A cabeça do feto estende-se até passar por baixo da sínfise púbica da mãe.

^6. Rotação externa

□ Quando a cabeça nasce com o occipital dirigido anteriormente, os ombros devem rodar internamente para se alinharem com o diâmetro AP da bacia.

□ Após o nascimento da cabeça, esta regressa espontaneamente ao mesmo lado que no útero para se realinhar com os ombros e as costas através de um processo chamado restituição.

7. Expulsão

Expulsão dos ombros do feto no início e segue com o corpo do feto

1) Primeira fase

■ Começa com o início das contracções verdadeiras do trabalho de parto e termina com a dilatação completa (10 cm) e o apagamento (100%) do colo do útero.

■ A primeira fase do trabalho de parto é a mais longa, tanto para as nulíparas como para as parturientes.

■ As três fases da primeira fase são a latente, a ativa e a de transição.

■ **Fase latente.**

Definido como 0 a 3 cm de dilatação.

Nulípara mais longa do que a multípara.

As contracções duram 30-40 seg.

- O intervalo entre as contracções diminui até as contracções terem um intervalo de cerca de 5 minutos.

Fase ativa.

□ Quando a taxa de alteração do colo do útero acelera.

□ colo do útero com 4-7 cm de dilatação

- □ Contração a cada 2-5 minutos
- □ contracções Durante 40-60 segundos e intensidade moderada a forte

Fase de transição:

- □ O colo do útero dilata de 8 a 10 cm
- □ Contração:. Forte, a cada 11/2-2 min, últimos 60-90 se
- □ As contracções fortes combinadas com a descida do feto podem fazer com que a mulher tenha vontade de fazer força e de se abaixar durante as contracções.
- □ Outras sensações que a mulher pode sentir durante a transição são a pressão rectal, o aumento da vontade de se deitar, o aumento do fluxo de sangue e a rutura espontânea das membranas (se ainda não se tiverem rompido).

Avaliação de enfermagem

1) Recolha de dados históricos e de base:

História da gravidez (identifica os problemas que podem afetar este parto); história passada e presente; estado do parto.

2) Contracções (ligeiras, moderadas, graves, frequência, força, duração), /10mintue).

Nas contracções ligeiras, o útero pode ser facilmente recortado com as pontas dos dedos. A sensação das contracções é semelhante à da ponta do nariz.

Contracções moderadas: o útero está firme e é recuado com mais dificuldade. A sensação das contracções é semelhante à do queixo.

Contracções firmes: O útero parece rígido ou semelhante a uma tábua e não pode ser facilmente endentado. As contracções têm uma sensação semelhante à da testa

3)Progresso laboral

A frequência dos exames vaginais depende da paridade da mulher, do estado das suas membranas e da velocidade geral do seu trabalho de parto

O exame vaginal é limitado para evitar a introdução de microrganismos da zona perineal no útero.

Objetivo

1. Para determinar se as membranas se romperam.
2. Determinar o apagamento e a dilatação do colo do útero.
3. Determinar a apresentação, posição e estação do feto

Indicações para o exame vaginal

a) diagnóstico de trabalho de parto, dilatação do colo do útero
b) Identificação da apresentação.
c) Para determinar se a cabeça está engatada em caso de dúvida.
d) Avaliar a rutura de M ou rompê-las artificialmente.
e) Para excluir o prolapso do cordão umbilical após a rutura das membranas.
f) Para avaliar a evolução ou o atraso do trabalho de parto.
g) Para aplicar um elétrodo de couro cabeludo fetal

4)Estado da membrana

- □ Rutura espontânea das membranas (SROM)

□ Amniotomia (rutura artificial das membranas ou OMAR).

□ A hora da rutura, a FCF, a cor, o odor e a quantidade de líquido amniótico são anotados e registados.

□ O líquido esverdeado com coloração de mecónio pode ser observado em resposta a hipoxia fetal transitória, gestação pós-termo ou insuficiência placentária.

□ Líquido com odor desagradável ou forte, aspeto turvo ou cor amarela sugere corioamnionite (inflamação do saco amniótico, normalmente causada por infecções bacterianas e virais).

5)Avaliação fetal

Para determinar se o feto

□ parece estar saudável e a tolerar bem o parto.

□ A frequência média no termo é de 110-160 bpm.

□ auscultação intermitente (CTG) ou EFM.

□ Recomenda-se a avaliação da FCF antes e depois dos procedimentos

Mulheres saudáveis com parto sem complicações Pinards/Doppler recomendado

□ de 15 em 15 minutos 1ª fase

□ a cada 5 minutos 2ª fase

□ **A EFM contínua é recomendada se:**

Linha de base < 110 ou >160bpm;

Desenvolvimento de desacelerações ou factores de risco intraparto

O CTG a documentação do padrão deve incluir:

□ -Nome da mulher, data e hora

□ -Idade gestacional estimada,

□ -Indicações clínicas para a realização do padrão de FCF; - Frequência de pulso materno.

6) Exame físico

□ Aspeto geral □ Sinais vitais:

□ Abdómen.

□ Reflexos tendinosos profundos (DTRs)

□ Amostra de urina a meio do percurso: Avaliar os níveis de proteína Negativo ou vestígio de proteína e glicose com uma vareta.

□ Análises laboratoriais, hemograma, tipo de sangue e fator Rh

Intervenções de enfermagem na primeira fase:

1) Monitorizar a evolução do trabalho de parto, os sinais vitais, as contracções e os sons cardíacos do feto a cada 15 minutos
2) Ajudar a controlar a respiração à medida que as contracções ocorrem
3) Desencorajar a mulher de se deitar até que a dilatação cervical esteja completa
4) Incentivar a mulher a descansar entre as contracções para conservar energia
5) Dar explicações concisas e breves porque a mulher está irritada
6) Recordar à mulher que o trabalho de parto está a chegar ao fim
7) Preparar a mulher para a deslocação para a sala de partos

2) Segunda fase

□ A segunda fase (expulsão) começa com a dilatação completa (10 cm) e o apagamento total (100%) do colo do útero e termina com o nascimento do bebé.

□ A duração da segunda fase do trabalho de parto também varia
Nulíparas: 2,8 horas. / Multiparas: 1,1 a 1,3 horas

□ As contracções podem diminuir ligeiramente ou mesmo parar brevemente. Podem ser ligeiramente menos intensas do que durante a fase de transição da primeira fase.

□ À medida que o feto desce, a pressão da parte que se apresenta sobre o reto e o pavimento pélvico provoca uma resposta involuntária de empurrão na mãe.

□ A vontade materna de fazer força nem sempre ocorre no momento em que a mulher está completamente dilatada.

Intervenções de enfermagem na segunda fase:

1) Monitorizar a FCF, as contracções e a tensão arterial de 5 em 5 minutos
2) Incentivar a fazer força, apenas com contracções dos músculos abdominais
3) Se o parceiro ou a pessoa de apoio estiver presente, peça-lhe que apoie a mulher e assista ao parto, se assim o desejar
4) Mudar frequentemente de posição para aumentar o conforto e promover a descida do feto.
5) Avaliar a plenitude da bexiga e encorajar a micção ou cateterizar, se necessário.
6) Avaliar a eficácia da anestesia conforme indicado; notificar se são necessárias alterações na dosagem para facilitar a progressão, mantendo o controlo da dor
7) Preparar a área de reanimação do bebé; notificar o pessoal pediátrico, se necessário, de acordo com a política do estabelecimento.
8) Notificar o pessoal obstétrico necessário e o médico de família para preparar o parto.
9) Se for utilizada a sala de partos, transferir a primigesta para a sala de partos quando a cabeça do feto estiver a coroar.
10) Posicionar a mulher para o parto utilizando uma almofada grande para a cabeça, as costas e os ombros.
11) Elevar a cabeceira da cama.
12) Quando o anel vulvovaginal circunda a cabeça, pode ser efectuada uma episiotomia para evitar a laceração do períneo
11) A episiotomia é uma incisão cirúrgica no períneo que é efectuada para alargar o orifício vaginal durante a segunda fase do trabalho de parto.
12) Intervenção no cordão umbilical - se forem encontrados laços de cordão umbilical à volta do pescoço do recém-nascido, estes são soltos e passados por cima da cabeça. Se o cordão não puder ser passado por cima da cabeça, é apertado com duas pinças e é efectuado um corte entre as duas pinças.
13) a mulher é instruída a fazer um ligeiro empurrão para ajudar a saída do corpo do recém-nascido.
14) Se a cor e o tónus forem adequados e acompanhados de um choro vigoroso, os cuidados neonatais básicos podem ser adiados para apoiar a criação de laços

familiares. (SkinTo Skin 90 minutos).

Existem muitos medicamentos para tratar a hemorragia pós-parto:

- □ Methergine I.M .5mg max se não houver contraindicação.
- □ Alfa Hemabato de Prostaglandina F2 (protocolo).
- □ Dinoprostona (Prostin E2) 20 mg por reto (PR).
- □ Misoprostol (Cytotec) 200 a 400 para uma dose máxima de 1.000 mcg PR, aumentar os fluidos I.V. (solução salina normal de eleição) e pode ser necessário adicionar uma segunda I.V. (atenção ao efeito secundário, tremores).

3) Terceira fase

- ■ A terceira fase (placentária) começa com o nascimento do bebé e termina com a expulsão da placenta
- ■ Esta fase é a mais curta, com uma duração média de 6 minutos.
- ■ Não existe diferença na duração entre nulíparas e parturientes.
- ■ Quando o bebé nasce, a cavidade uterina torna-se muito mais pequena.
- ■ O tamanho reduzido diminui o tamanho do local da placenta, fazendo com que esta se separe da parede uterina)

Os quatro sinais seguintes sugerem a separação da placenta:

1) O útero tem uma forma esférica.
2) O útero eleva-se no abdómen à medida que a placenta desce para a vagina e empurra o fundo do útero para cima.
3) O cordão umbilical desce ainda mais a partir da vagina.
4) Aparece um jorro de sangue quando o sangue retido atrás da placenta é libertado

- O útero deve contrair-se firmemente e permanecer contraído depois de a placenta ser
expelido para comprimir os vasos abertos no
local de implantação (figura de 8, ligadura viva).
- Uma contração uterina inadequada após o parto pode resultar em hemorragia.
- As dores durante a terceira fase do trabalho de parto resultam das contracções uterinas e de um breve estiramento do colo do útero à medida que a placenta o atravessa
- Avaliar o volume da hemorragia vaginal como estável ou instável de acordo com os sinais vitais da doente e a resposta uterina

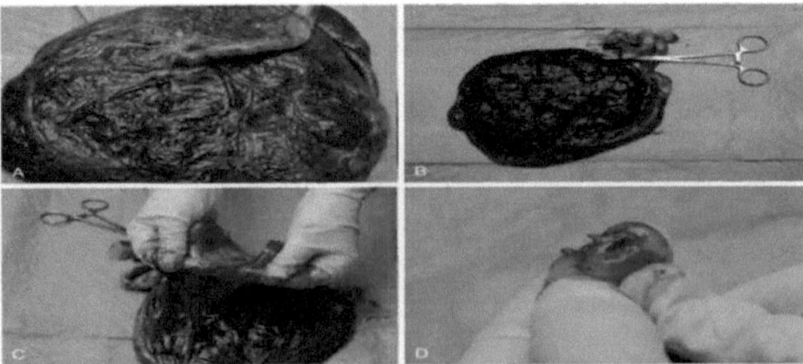

FIG. 12.14 **A,** Lado fetal da placenta. ***B, Lado*** materno da placenta. **C,** Separação das membranas. **D,** Vasos do cordão umbilical: duas artérias e

uma veia.

Intervenções de enfermagem na terceira fase:

□ Imediatamente após o início da ocitocina (IM de acordo com o protocolo).

□ Massajar suavemente o fundo uterino periodicamente para promover a firmeza.

□ A massagem uterina é feita com duas mãos, uma ancorada no segmento uterino inferior acima da sínfise púbica e a outra mão massaja suavemente o fundo do útero.

Veja as causas dos 4Ts pós-parto

A atividade uterina excessiva reduz o fluxo sanguíneo placentário por um período prolongado

compressão dos vasos que irrigam os espaços intervilosos

4) Quarta fase

□ É considerada a fase de recuperação, mas ao mesmo tempo é um período crítico para a mãe e o recém-nascido

□ Dura desde a saída da placenta até às primeiras 1 a 4 horas após o nascimento.

□ Imediatamente após o nascimento, o útero firmemente contraído pode ser palpado através da parede abdominal como uma forma firme e arredondada, ao nível ou abaixo do umbigo.

□ Uma bexiga cheia ou um coágulo de sangue no útero interfere com a contração uterina, aumentando a perda de sangue

□ Desconforto localizado devido a um traumatismo de parto, como lacerações ou uma episiotomia.

□ As bolsas de gelo no períneo limitam o edema e a formação de hematomas.

□ A drenagem vaginal após o parto é designada por lóquios.

□ As três fases são os lóquios rubros, os lóquios serosos e os lóquios albas, Após as dores: amamentação - normal

□ A quarta fase do trabalho de parto é a altura ideal para criar laços entre a nova família, porque o interesse dos pais e do recém-nascido é grande.

Intervenções de enfermagem na quarta fase:

1. Monitorizar a tensão arterial, o pulso e a respiração de 15 em 15 minutos durante 1 hora e depois de 4 em 4 horas.
2. Tónus, altura e posição do fundo uterino.
3. O útero deve estar firme ao nível do umbigo, na linha média.
4. Se estiver desviado para o lado (normalmente para o lado direito), é indicativo de uma

bexiga; a mãe deve esvaziar a bexiga e o útero deve voltar à linha média

5. Quantidade de sangramento vaginal (lóquios) em cada intervalo de avaliação.
6. Períneo para detetar edema, descoloração, hemorragia, odor ou formação de hematoma.
7. Episiotomia para aproximação, drenagem ou hemorragia.
8. Fornecer fluidos orais e um lanche ou refeição conforme tolerado se os sinais vitais estiverem estáveis e a hemorragia estiver controlada.

9. Incentivar a ingestão de bebidas e alimentos antes de ajudar a mulher a levantar-se da cama.

NB: Um bom método para recordar como verificar e cuidar das alterações pós-parto é a utilização do sete B:

1. Cérebro (resposta emocional)
2. Hemorragia (Lóquios)
3. Peito
4. Parte inferior (Episiotomia)
5. Bexiga
6. Intestino
7. Corpo

Um bom método para recordar como avaliar a episiotomia é a utilização do acrónimo REEDA:

- R- Vermelhidão.
- E - Edema.
- E - Equimose (mancha arroxeada de fluxo sanguíneo).
- D - Descarga.
- A -Aproximação, ou a proximidade dos bordos da pele

- **Cuidados imediatos com a mãe**

- Massajar o útero e expulsar o coágulo.
- Administrar Ergometrina (Methergine) para controlo da hemorragia, para facilitar a saída da placenta e para prevenir hemorragias após o parto.
- A vulva é esfregada e um penso esterilizado é colocado em posição
- As nádegas devem estar secas e qualquer lençol molhado deve ser retirado, a toalha esterilizada deve ser colocada sobre a parte inferior do abdómen e as coxas e coberta com um cobertor quente.
- Verificar o pulso e a tensão arterial maternos
- Medir a temperatura corporal - subnormal devido à perda de calor corporal devido às reacções do parto prolongado.
- Incentivar a mulher a urinar.

- **Cuidados imediatos com o recém-nascido**

- Desobstruir as vias respiratórias aspirando o muco da boca e da faringe do bebé com um cateter de sucção.
- Secar bem o bebé imediatamente após o nascimento, pois um recém-nascido pequeno e húmido perde até 200 calorias/kg/minuto na sala de partos através da evaporação, convecção e radiação.
- Cuidados com o cordão umbilical que o cordão é atado a cerca de 2,5 cm da parede abdominal por uma pinça de plástico. Contar o número de vasos que menos de três está associado a anomalias renais e cardíacas.
- Cuidados com os olhos do bebé que tratamento profilático (2 gotas de solução de nitrato de prata são colocadas no saco conjuntival) contra a oftalmia neonatorum (conjuntivite gonorreica

□ Administrar 1 mg de vitamina K na sala de partos para prevenir a doença hemorrágica no período neonatal precoce. O bebé no momento do parto não produz vitamina K porque não tem flora intestinal.

□ Verificar o peso, a altura e os perímetros da cabeça e do peito do bebé.

□ Aplicar uma banda de identificação no braço do bebé, incluindo o nome da mãe, o número do hospital, o sexo do bebé e a hora e data de nascimento.

□ Registe as suas observações durante o trabalho de parto: Método de parto, anestesia e sedativos se utilizados, perda de sangue e estado do períneo - laceração, episiotomia.

□ Avaliar o estado do bebé através da pontuação de Apgar ao primeiro e ao quinto minuto, Estar preparado para socorrer o bebé, se necessário, após o nascimento, utilizando o seguinte

Gráfico de Apgar:

No	Sign	0	1	2
1	**Heart rate**	Absent	Below 100/min	100/min or higher
2	**Respiratory effort**	Absent	Slow, irregular	Good & strong crying
3	**Muscle tone**	Flaccid	Minimal flexion	Active motion
4	**Reflex irritability**	No response	Minimal response to stimuli	Respond promptly
5	**Color**	Blue, pale	Body pink, extremities blue	Completely pink

a) Infant's scoring 7-10 are free of immediate stress
b) Infant's scoring 4-6 are moderately depressed
c) Infant's scoring 0-3 are severely depressed

Capítulo (6)

O puerpério normal

O puerpério

J É o período que começa após o parto e termina quando o corpo da mulher regressa o mais próximo possível do seu estado anterior à gravidez.

O período dura aproximadamente 6 semanas

As características do puerpério:

- Os órgãos genitais voltam quase ao seu estado anterior à gravidez.
- A lactação é iniciada e estabelecida.
- A mãe recupera do stress físico e emocional do parto

Alterações fisiológicas durante o puerpério

□ **Involução do útero**

□ Alterações uterinas (Involução): o útero regressa ao estado pré-gravídico

□ O fundo do olho está normalmente na linha média e aproximadamente ao nível do umbigo após
entrega.

□ O nível do fundo do útero desce cerca de 1 cm por dia até ao 10.º dia, altura em que desce para a cavidade pélvica e deixa de poder ser palpado imediatamente ao nível ou abaixo do umbigo.

□ O útero é reduzido a um ritmo uniforme de 1,5 a 2,5 cm por dia, a largura de um dedo por dia

□ Numa semana, é palpável ao nível do SP.

□ Aos 10 dias o útero não é palpável.

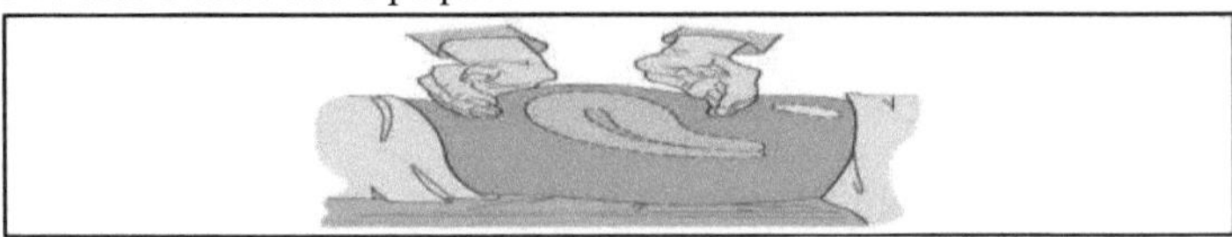

Subinvolução :

□ Paragem da involução , o processo pelo qual o útero puerperal é normalmente restaurado às suas proporções originais

□ Incapacidade de descer um dedo por dia

Causas:

□ Retenção de fragmentos de placenta, infeção pélvica

□ Anestesia , parto prolongado, multípara

□ **Lóquios**

□ Lóquios: corrimento do útero durante o puerpério. A quantidade varia consoante a mulher. O odor é pesado e desagradável, descrito como mofado ou terroso, mas não ofensivo. Um odor desagradável pode sugerir uma infeção do endométrio. Os lóquios sofrem alterações sequenciais à medida que a involução progride:

Lóquios rubros: de cor vermelha, duram 1-4 dias e são constituídos por sangue, córion, decídua, líquido amniótico, lanugo, vernix caseoso e mecónio.

Lóquios serosos: cor púrpura, duram 5-9 dias, contêm menos sangue e mais soro, bem como leucócitos e organismos.

Lóquios alba: corrimento branco, creme e pálido que dura de 9 a 12 dias (sangue e leucócitos f).

□ **Avaliação pós-parto**

BUBBLE-HE

1) Besta
2) Útero
3) Bexiga
4) Intestino
5) Lóquios
6) Episiotomia (REEDA) rednnes edema equimose drenagem, descarga aproximação
7) Perna
8) Emoção.

Gestão do puerpério

Aquando da admissão no serviço pós-natal

□ A mãe e o bebé são normalmente transferidos para o serviço pós-natal uma ou duas horas após o parto.

□ A parteira/enfermeira deve acolher a mãe e ajudá-la a instalar-se na enfermaria.

□ Observará o seu estado geral, apalpará o útero para verificar se está contraído ou não e observará os lóquios.

□ Favorecer o sono e o repouso e manter um ambiente tranquilo e confortável, sem perturbações. Pode ser necessário um analgésico forte, que é administrado sem hesitação.

□ A deambulação estimula a mãe a sentir-se bem com esta atividade precoce, o que reduz a incidência de trombos embólicos.

□ Deve ser adoptada uma dieta equilibrada. Os alimentos proteicos são importantes, sobretudo se a mulher estiver a amamentar.

□ Deve evitar-se o excesso de fruta, uma vez que as suas substâncias passam para o bebé através do leite e podem causar diarreia. A ingestão diária de líquidos deve ser de 2,5-3 litros.

Cuidados pós-natais (cuidados diários)

Cuidados com a mãe

Limpar o períneo e aplicar um penso esterilizado

Permitir-lhe descansar e estar numa posição confortável

Registar os sinais vitais 4 vezes por dia no 1° e 2° dia e depois duas vezes por dia.

Promover a prática regular de exercício físico para favorecer a drenagem dos lóquios e prevenir a pneumonia hipostática

J Verificar se existem hemorragias anómalas.

J Iniciar o planeamento da alta para a mãe.

Cuidados com o bebé

Dar banho ao bebé à nascença e diariamente

J Mudar o guardanapo sempre que estiver molhado ou sujo; pedir à mãe que o faça. Medir a temperatura duas vezes por dia ou de hora a hora, se necessário □ Verificar o cordão umbilical quanto a hemorragias e sinais de infeção.

Coloque o bebé lateralmente com a cabeça ligeiramente mais baixa do que o resto do corpo para ajudar a drenar qualquer líquido amniótico ou muco remanescente do estômago ou da nasofaringe.

J Proporcionar um ambiente sem-fim (24-27c).

Iniciar o planeamento da alta para que o feto seja mantido ao lado da mãe.

Dá à mãe instruções sobre o banho, os cuidados a ter com o cordão umbilical, a amamentação e o reconhecimento de sinais anormais.

Complicações pós-parto

1) **Infeção puerperal "Sepsia puerperal"**

É qualquer infeção clínica do canal genital que ocorra nos 10 dias seguintes ao aborto ou ao parto, excluindo o primeiro dia.

2) **Endometrite**

/ O útero é geralmente maior do que o esperado para o dia pós-parto.

/Os lóquios podem ser profusos, sanguinolentos e mal cheirosos.

/ Arrepios, febre, anorexia e mal-estar geral.

3) **Trombofelibite**:

É uma inflamação de uma parede venosa com formação de coágulos

4) Subinvolução do útero

5) Complicações psicológicas pós-parto Blues pós-parto. Depressão pós-parto, psicose pós-parto,

Hemorragia pós-parto

□ A hemorragia pós-parto é uma das principais causas de morte e morbilidade maternas Tradicionalmente, a hemorragia pós-parto.

□ Foi definida como perda de sangue superior a 500 mL para um parto vaginal e superior a 1000 mL para um parto cesáreo.

Tipos:

1) Hemorragia pós-parto precoce.

□ Hemorragia nas primeiras 24 horas após o parto 2) Hemorragia pós-parto tardia.

□ Hemorragia após 24 horas ou até 6 a 12 semanas após o nascimento

Causa: 4 Ts

1) Tonalidade: 70%

2) Trauma 20%: Lacerações, inversão de hematomas, rutura.

3) Tecido 10% : Tecido retido, placenta invasiva

4) Trombina1%: Coagulopatias

Atonia uterina Os músculos relaxados permitem uma hemorragia rápida da artéria endometrial.

Factores predisponentes.

W)ver distensão do útero

gestação múltipla, um bebé grande ou hidrâmnios.

Trabalho de parto prolongado; contracções excessivamente vigorosas,
Resultando em trabalho de parto precipitado; e trabalho de parto que foi induzido ou aumentado com ocitocina.

Manifestações clínicas:

Um fundo uterino difícil de localizar

Sensação de maciez ou de "pântano" quando o fundo do olho é localizado

Um útero que fica firme quando é massajado, mas que perde o tónus quando a massagem é interrompida.

Fundo de olho localizado acima do nível esperado □ Lóquios excessivos, especialmente se forem vermelho vivo.

Expulsão excessiva de coágulos, com ou sem massagem uterina

Gestão:

1)massagem uterina e medidas farmacológicas

Recomenda-se a administração precoce de ocitocina IM em todos os partos.

Infusão intravenosa (IV) de ocitocina diluída (não IV push)

Massajar o fundo do útero até este ficar firme e para libertar coágulos

Pressionar um útero que não está contraído pode inverter o útero e causar hemorragia maciça e choque rápido

Esvaziar a bexiga, cateterizar.

A metilergonovina (Methergine) é um segundo fármaco de escolha comum quando a ocitocina não é eficaz.

Misoprostol (Cytotec), um PGEI sintético administrado
por via oral ou sublingual também podem ser utilizados para controlar a hemorragia.
^Hemabate; Prostin/15M]) PGFZOL; carboprost IM.

2)Compressão bimanual do útero.

□ Uma mão é introduzida na vagina e a outra comprime o útero através da parede abdominal.

□ Pode ser introduzido um balão no útero para aplicar pressão contra a superfície uterina e parar a hemorragia.

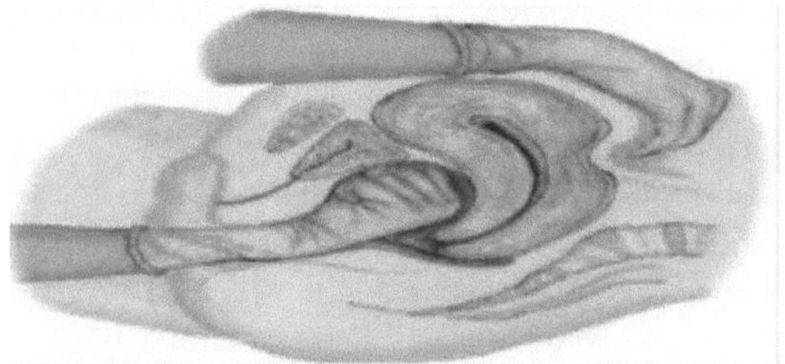

3) Também pode ser utilizado o tamponamento uterino.

4)Uma laparotomia.

5) **A ligadura da artéria uterina ou hipogástrica** ou a embolização (oclusão) das artérias pélvicas podem ser necessárias se outras medidas não forem eficazes.

6) **A histerectomia** é o último recurso para salvar a vida de uma mulher com

hemorragia pós-parto incontrolável

Trauma:

Lacerações vaginais, cervicais ou perineais e hematomas.

Gestão.

1. A reparação cirúrgica é frequentemente necessária.
2. A visualização de lacerações da vagina ou do colo do útero pode ser efectuada sob anestesia geral.
3. Os hematomas de grandes dimensões podem exigir uma incisão, a evacuação dos coágulos e a sua localização
e ligadura do vaso sangrante.

Tecido

Placenta retida definida como a ausência de expulsão da placenta nos 30 minutos seguintes ao nascimento.

Placenta invasiva

/A placenta acreta adere ao miométrio.
/ a placenta increta invade o miométrio.
/ A placenta percreta penetra no miométrio até ou além da serosa.

□ O tratamento habitual para a placenta invasiva é a histerectomia □ Os gestores removem-na manualmente ou sob AG.

Trombina1%: Coagulopatias

□ A HPP pode ser o resultado de uma falha de coagulação

□ Pode ocorrer na sequência de pré-eclâmpsia grave, HAP, HPP maciça, embolia do líquido amniótico, morte intra-uterina ou sépsis.

Gestão

□ A avaliação deve incluir o estado da coagulação e a substituição dos componentes sanguíneos adequados.

□ O sangue fresco é normalmente o melhor tratamento, uma vez que contém plaquetas e os factores de coagulação V e VII

Complicações psicológicas pós-parto

□ O estado psicológico da mulher é afetado durante o período pós-parto pelas alterações hormonais, pela falta de sono e pelo stress da integração de uma nova pessoa na vida da mulher e na unidade familiar.

□ A maior parte das mulheres sofre de tristeza pós-parto, que ocorre durante as primeiras semanas pós-parto, dura alguns dias e não requer intervenção médica.

□ Uma pequena percentagem de mulheres, 6,5% a 12,9%, sofrerá de perturbações de humor graves que têm um efeito profundo na sua capacidade de cuidar de si próprias e/ou dos seus bebés

□ Duas das principais perturbações do humor são a depressão pós-parto e a psicose pós-parto. O principal papel do enfermeiro perinatal é avaliar os sinais precoces de potenciais perturbações do humor e comunicar esses resultados ao prestador de cuidados de saúde da mulher para avaliação e tratamento adicionais.

Depressão pós-parto

□ A depressão pós-parto (DPP) é uma perturbação do humor caracterizada por uma depressão grave

□ A principal diferença entre a tristeza pós-parto e a DPP é que a DPP é incapacitante; a mulher é incapaz de cuidar de si própria e/ou do seu bebé em segurança. As mulheres que recebem tratamento adequado recuperam da DPP

Psicose pós-parto

□ A psicose pós-parto (PPP) é uma variante da perturbação bipolar e é a forma mais grave das perturbações do humor pós-parto. Trata-se de uma perturbação do humor pós-parto rara que ocorre em 1 a 2 mulheres por cada 1000 nascimentos

□ O início dos sintomas pode ocorrer logo no terceiro dia pós-parto. As mulheres com PPP necessitam de hospitalização e avaliação imediatas, uma vez que correm o risco de se magoarem a si próprias ou aos seus bebés.

Factores de risco

□ Mulheres com perturbação bipolar conhecida

□ História familiar de perturbação bipolar

Conclusões da avaliação

□ Delírios, paranoia, alucinações, alterações de humor, agitação extrema e pensamento confuso

□ Crenças estranhas, como a de que ela ou o bebé têm de morrer e comportamento desorganizado

Gestão médica/psiquiátrica

□ Avaliação psiquiátrica e pode ser hospitalizado/ Antidepressivo e antipsicótico/ Psicoterapia

Acções de Enfermagem

□ Rever o registo pré-natal para detetar factores de risco.

□ Informar as mulheres em risco e o seu sistema de apoio sobre os primeiros sinais de PPP, tais como alterações de humor, alucinações e crenças estranhas, e dar-lhes instruções para contactarem o prestador de cuidados de saúde se os sintomas estiverem presentes.

Capítulo (7)

Distúrbios hemorrágicos

Hemorragia na gravidez

□ Qualquer hemorragia durante a gravidez é anormal. Quando a hemorragia ocorre no início da gravidez, as causas mais comuns são o aborto, a gravidez ectópica e a mola vesicular.

□ Quando a hemorragia ocorre no final da gravidez, as causas mais comuns são a placenta prévia e o descolamento da placenta.

Hemorragia no início da gravidez

□ A hemorragia vaginal ocorre em 16% de todas as mulheres grávidas durante o 1º trimestre. 15-20% das gravidezes reconhecidas abortam, sendo que 80% destas perdas ocorrem no primeiro trimestre).

□ A hemorragia mais frequente durante a primeira metade da gravidez (antes do semana) são o aborto, a gravidez ectópica e a mola vesicular.

□ **O aborto** pode ser definido como a morte ou expulsão do feto, espontaneamente ou por indução, antes da 20ª semana de gravidez e com peso inferior a 500g.

□ **Abortus:** Feto perdido antes das 20 semanas de gestação, com menos de 17,5 oz. (500 g), ou menos de 9,8 polegadas (25 cm) de tamanho.

Tipos de aborto

1. Abortos espontâneos -Abortos espontâneos: ocorrem sem planeamento.
2. Abortos induzidos: são realizados deliberadamente por razões médicas (terapêuticas) ou sociais (electivas).

A causa mais comum de aborto espontâneo

1) Anomalias congénitas graves que são frequentemente incompatíveis com a vida, monossomia X (45,X) ou trissomia autossómica
2) Outra anomalia cromossómica é a anembrionária, um "óvulo estragado".
3) Infecções maternas como a sífilis, a listeriose, a toxoplasmose, a brucelose, a rubéola e o vírus citomegálico.
4) doenças endócrinas maternas, como hipotiroidismo, diabetes e diminuição da progesterona
5) Outras causas estão relacionadas com trombofilias hereditárias (fator V de Leiden).
6) Os defeitos anatómicos do útero, o septo uterino ou a incompetência cervical podem contribuir para a perda da gravidez em qualquer idade gestacional.
7) Consumo excessivo de álcool e de tabaco.

O aborto espontâneo divide-se em sete subgrupos:

1. Ameaça de aborto: Qualquer hemorragia intra-uterina antes das 20 semanas de gestação, sem dilatação do colo do útero ou expulsão de qualquer POC (produtos da conceção). Hemorragia pequena a moderada com o colo do útero fechado.
2. Aborto inevitável: Sem expulsão de produtos, mas com hemorragia e dilatação do colo do útero de tal forma que a gravidez é improvável. Hemorragia moderada a

abundante com cólicas uterinas com dor e dilatação do colo do útero.

3. Aborto completo: passagem de todos os produtos da conceção, após o que A hemorragia pára. O orifício cervical está fechado, o útero é pequeno e não há sensibilidade. Não aparecem outros sintomas

4. Aborto incompleto: passagem parcial dos produtos da conceção. Hemorragia contínua e abundante com descarga de pedaços de tecido, cólicas uterinas fortes e orifício cervical aberto. O útero é mais pequeno do que o esperado.

5. Aborto retido: Morte do embrião ou do feto antes das 20 semanas de gestação, com retenção completa do produto da conceção (POC); estes casos conduzem frequentemente a um aborto completo no prazo de 1 a 3 semanas, mas ocasionalmente ficam retidos durante muito mais tempo. Não há sintomas de aborto, mas os sintomas de gravidez regridem. A condição pode persistir durante muitos anos sob a forma de hemorragia irregular ligeira.

6. Aborto recorrente (habitual): É definido como três ou mais abortos espontâneos sucessivos. Primário: nenhuma gravidez anterior bem sucedida. Secundário: perdas repetidas após o nascimento com vida.

7. Aborto sético: concepto infetado com útero mole e sensível, corrimento odorífero, hemorragia persistente, febre e dor. Pode evoluir para choque sético.

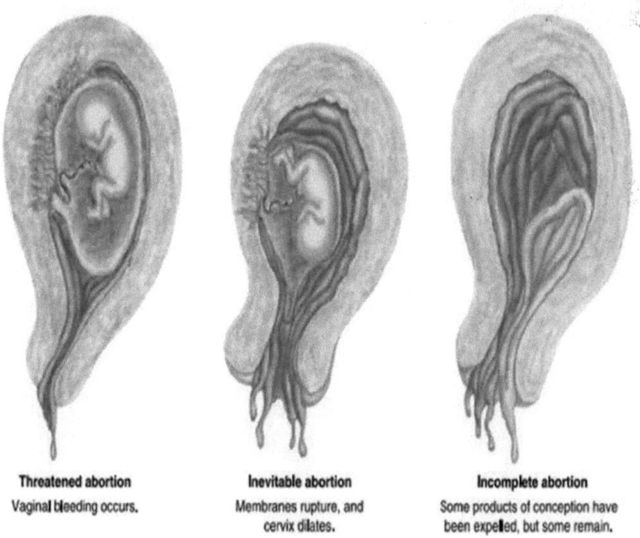

FIG. 10.1 Three types of spontaneous abortion, also called *miscarriage*.

Ameaça de aborto Ocorre hemorragia vaginal

Inevitável As membranas rompem-se e o colo do útero dilata-se.

Aborto incompleto

Alguns produtos da conceção foram **expulsos**, mas outros permanecem

FIG. 10.1 Três tipos de aborto espontâneo, também designado por *aborto espontâneo.*

Avaliação: -- Sinais e sintomas:
Hemorragia vaginal: o sinal mais precoce de um aborto iminente (corrimento com manchas de sangue, manchas castanhas ou uma perda vermelha brilhante) que pode ser de quantidade variável.
Dores e cólicas: geralmente sentidas em posição central, na parte baixa do abdómen, intermitentes e acompanhadas de dores nas costas. Diminuição dos sintomas de gravidez
Dilatação do colo do útero: presente quando o aborto se torna inevitável.
Intervenções:
(Aborto espontâneo)
O objetivo das intervenções é evitar danos para a mãe e salvar a gravidez.
Aborto ameaçado:
У- Repouso na cama com observação atenta de todo o corrimento vaginal.
/- Apoio emocional.
/ - Medidas para promover o relaxamento num ambiente tranquilo e confortável.
/- Mau resultado previsto por: queda da hCG, hemorragia progressiva e cãibras.
Aborto Inevitável e Incompleto:
/ IV. hidratação - Dilatação e curetagem (D & C) ou curetagem por sucção.
/ Observar 4-6 horas após o procedimento.
/ Os clientes Rh negativos devem receber imunoglobulina Rh. Verificar sempre a patologia para excluir a presença de uma toupeira. / São fornecidos analgésicos e apoio emocional
Aborto completo:
/Os clientes Rh negativos devem receber imunoglobulina Rh.
/ Enviar o POC (Product of Conceptus) para a patologia.
Aborto falhado:
/ dilatação e evacuação Aborto sético:
/ Cultura e sensibilidade.
/ Antibioticoterapia.
Aborto induzido
□ Aborto terapêutico: é a interrupção da gravidez antes do momento da viabilidade fetal com o objetivo de salvaguardar a saúde da mãe. As considerações religiosas e legais são sempre respeitadas.

□ **Indicações:**

1. Quando a continuação da gravidez pode pôr em risco a vida da mulher ou prejudicar gravemente a sua saúde.
2. Quando é provável que a continuação da gravidez resulte no nascimento de uma criança com graves deformações físicas ou atraso mental.

Aconselhamento antes do aborto eletivo:
□ As razões para o aborto devem ser identificadas e discutidas.
□ Discussão de possíveis resoluções para estas razões.
□ Discussão de alternativas ao aborto.

Gravidez ectópica

□ é a implantação de um óvulo fertilizado numa área fora da cavidade uterina.

□ Embora a implantação possa ocorrer no abdómen ou no colo do útero, 97% dos casos de gravidez ectópica

As gravidezes ocorrem nas trompas de Falópio.

□ A gravidez ectópica foi apelidada de "catástrofe da reprodução"

□ A gravidez ectópica continua a ser uma causa significativa de morte materna por hemorragia.

□ A lesão tubária causada por uma gravidez ectópica reduz as hipóteses de a mulher ter gravidezes subsequentes

TubalTubal
(isthmus) (ampular)

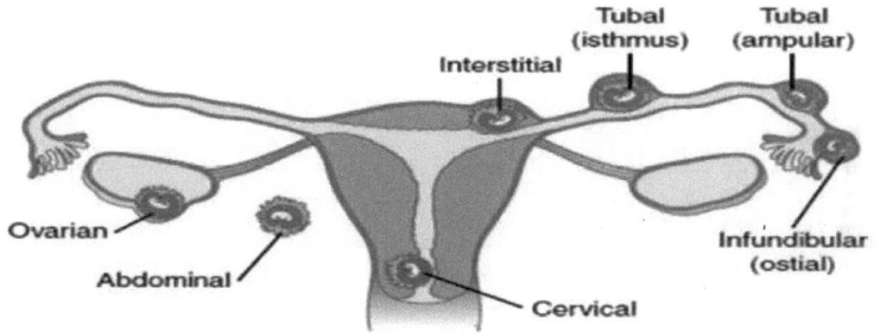

Factores de risco da gravidez ectópica:

□ Idade materna de 35-44 anos.

□ Gravidez ectópica anterior.

□ Cirurgia pélvica ou abdominal anterior .

□ Doença Inflamatória Pélvica (DIP) □ Vários abortos induzidos.

□ depois de ter feito uma laqueação das trompas ou enquanto o DIU estiver colocado.

□ Endometriose

Manifestações clínicas

□ **Sinais e sintomas precoces:**

1) Irregularidades menstruais (hemorragias vaginais irregulares) 2) Sintomas de gravidez precoce.

3) Dor surda no lado afetado.

Sinais e sintomas de rutura das trompas:

1) Dor: súbita, intensa e unilateral, generalizada e irradiada para o ombro e pescoço devido à estimulação do nervo frénico.

2) Hemorragia vaginal, cerca de 25% dos casos sem hemorragia vaginal.

3) Náuseas, vómitos, desmaios (sinais de perda de sangue interno).

4) Sinais de choque.

5) Temperatura normal ou baixa: A febre é importante para distinguir a gravidez tubária rotogravídica da salpingite.

6) Sensibilidade no abdómen à palpação. 7) Massa pélvica posterior ou lateral ao útero.

8) Dor cervical durante o exame vaginal

Diagnóstico:

□ A utilização combinada do exame de ultrassom transvaginal e da determinação do beta-hCG

□ Suspeita-se de uma gravidez anormal se o beta-hCG estiver presente, mas em níveis mais baixos do que o esperado.

□ Se não for possível visualizar um saco gestacional quando o beta-hCG está presente, o diagnóstico de gravidez ectópica pode ser feito com grande precisão.

□ A visualização de uma gravidez intra-uterina, no entanto, não exclui absolutamente uma gravidez ectópica. (ela pode ter os dois)

Gestão terapêutica

□ O tratamento da gravidez tubária depende do facto de a trompa estar intacta ou rompida.

<u>Se a trompa não estiver rompida</u>

1 Tratamento médico com metotrexato

□ O objetivo do tratamento médico é preservar a trompa e melhorar as hipóteses de fertilidade futura.

□ O metotrexato, um agente quimioterapêutico, é um antagonista do ácido fólico que inibe a replicação celular

□ A sua eficácia no tratamento da gravidez ectópica tubária é de cerca de 90%.

O sucesso do tratamento médico está associado:

□ Com tamanho ectópico pequeno.

□ níveis séricos iniciais baixos de beta-hCG.

□ ausência de atividade cardíaca fetal.

□ Pode ser administrado numa dose única ou num protocolo de doses múltiplas

□ O protocolo de dose única requer 50 mg/m2 de área de superfície corporal

2 . Gestão cirúrgica

□ uma salpingostomia linear: remoção da gravidez ectópica da trompa, numa tentativa de salvar a trompa.

A preservação da trompa é particularmente importante para as mulheres preocupadas com a fertilidade futura

□ salpingectomia - remoção da trompa

2) Rutura da trompa de Falópio

□ O objetivo do tratamento terapêutico é controlar a hemorragia e evitar o choque hipovolémico.

□ A rutura de uma gravidez ectópica é uma emergência grave.

□ Quando o estado cardiovascular da mulher é estável, pode ser necessária a salpingectomia com ligadura dos vasos sangrantes.

Intervenções de enfermagem:

1) Para reduzir a dor: -Administrar os analgésicos prescritos conforme necessário.

2) Para prevenir/tratar o choque: - Monitorizar os sinais vitais, avaliar as indicações de choque iminente. - Iniciar fluidos/sangue intravenosos conforme prescrito. Monitorizar constantemente, registando quaisquer alterações no estado da mulher. - Verificar se há sangramento vaginal. - Preparar a mulher para a cirurgia. - Cuidados pós-operatórios como qualquer doente que tenha feito uma laparatomia abdominal.

3) Para estabelecer o volume de fluidos: - Monitorizar os suspiros vitais. - IV. fluidos/sangue. - Entrada e saída.

4) Para lidar com a ansiedade: - Ouvir o relato da mulher sobre o que aconteceu. - Pedir à mulher que explique o que pensa sobre o seu potencial para ter filhos no futuro, corrigir informações erradas e reforçar os aspectos positivos...

Doença trofoblástica gestacional

□ Mola hidatiforme (vesicular) É uma anomalia do desenvolvimento da placenta e do trofoblasto em que o óvulo fertilizado se deteriora e as vilosidades coriónicas se convertem numa massa de vesículas claras semelhantes a uvas.

□ É uma das lesões mais comuns que antecedem o coriocarcinoma, um tumor maligno do trofoblasto com tendência para metástases rápidas e generalizadas.

As gravidezes molares são classificadas em moles parciais e moles completas

1) Toupeira completa

□ Ocorre quando o óvulo é fertilizado por um espermatozoide que duplica os seus próprios cromossomas e

□ os cromossomas maternos do óvulo são inactivados.

2) Mola parcial

A contribuição materna está normalmente presente, mas a contribuição paterna está duplicada, pelo que o cariótipo é triploide (69,XXY ou 69,XYY).

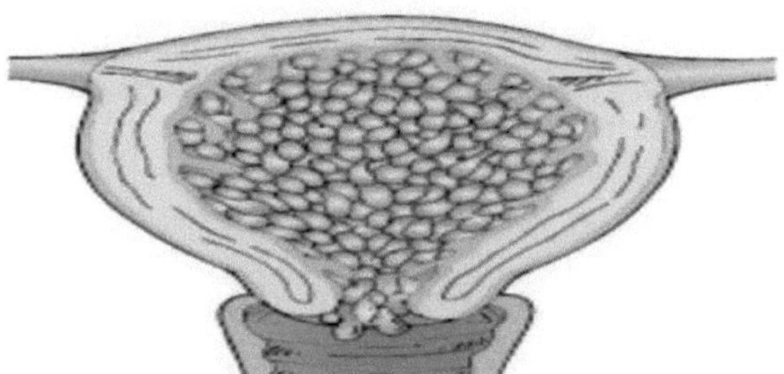

Manifestações clínicas

Hemorragia indolor: o sinal mais comum e varia desde manchas a corrimento abundante, contínuo ou intermitente, vermelho ou acastanhado, com sangue, no segundo trimestre (cerca da 12.ª semana de gestação), podendo passar pelas

vilosidadesNíveis mais elevados de beta-hCG

do que o previsto para a gestação.

Um útero maior do que o esperado para a idade gestacional

Também pode haver mais vómitos do que seria de esperar (hiperemese) devido ao excesso de hCG do trofoblasto (o título de hCG aumenta acentuadamente após o 60º dia de gestação).

Aumento da tensão arterial e presença de proteínas na urina (sinais de pré-eclâmpsia, mas antes das 20 semanas de gestação).

Ausência de tónus cardíaco fetal e de partes do feto (exceto na mole parcial) na ecografia ou na radiografia.

Ansiedade e tremores devido a disfunções da tiroide resultantes de níveis elevados de hCG.

Diagnóstico

□ A medição dos níveis de beta-hCG detecta os níveis anormalmente elevados da hormona antes do tratamento.

□ Padrão mostrando as vesículas, exame de ultrassom.

□ Uma mola parcial que inclui algum tecido fetal e membranas

□ Uma mola completa que é composta apenas por vilosidades aumentadas, mas não contém tecido fetal ou membranas

Gestão

1. A curetagem por sucção tem baixa taxa de complicações com tamanho uterino < 16 semanas. O aumento excessivo do útero pode predispor a complicações pulmonares, pré-eclâmpsia e sobrecarga de fluidos.
2. Histerectomia primária: - As pacientes que terminaram a gravidez e desejam a esterilização são boas candidatas. Reduzir as sequelas malignas de 20% para 5%.
3. Quimioterapia profiláctica: - Pode reduzir as sequelas malignas em doentes de alto risco. - Não é recomendada por rotina em casos de mola não complicada.
4. Transfusão de sangue: para corrigir a anemia e repor as perdas de sangue.
5. O acompanhamento é fundamental para detetar alterações sugestivas de malignidade trofoblástica

Considerações de enfermagem

□ A hemorragia é uma complicação possível no caso de uma gravidez molar.

□ Mas os cuidados emocionais com a mulher também são essenciais. Como o aborto, o apoio psicológico.

□ Aconselhar a mulher para o acompanhamento de um ano.

□ Aconselhar a mulher a evitar tentar engravidar durante 1 ano para permitir que a hCG seja monitorizada cuidadosamente.

□ Cuidados pré-operatórios e pós-operatórios:

1. Substituir o sangue conforme prescrito.
2. Preparar a mulher para a cirurgia, curetagem por sucção ou histerectomia.
3. Administrar os medicamentos antimetabolitos conforme prescrito.
4. Observar complicações, por exemplo, hemorragia ou rutura do útero. -

Hemorragia no final da gravidez

□ A hemorragia no final da gravidez (hemorrágica anteparto) durante a segunda metade da gravidez ocorre em 3% a 4% das mulheres.

□ Após as 20 semanas de gravidez, as duas principais causas de hemorragia são os distúrbios da placenta chamados:

1) Placenta prévia .

2) Descolamento da placenta.

3) O descolamento prematuro da placenta pode ainda ser complicado por coagulação intravascular disseminada (CID)

Placenta Previa

□ É uma implantação da placenta no segmento inferior do útero, cobrindo parcial ou totalmente o orifício cervical interno.

□ Classificação: Tradicionalmente, são classificados em 3 tipos:

1) Gravidez completa, total ou central: osso interno totalmente coberto. Está associada à maior quantidade de perda de sangue.

2) Placenta prévia parcial: osso interno parcialmente coberto.

3) Placenta prévia marginal (implantação baixa): a placenta atinge o bordo do orifício interno.

Etiologia:

A placenta prévia pode estar associada a condições que causam cicatrizes no útero, tais como:

- ❖ uma cesariana anterior
- ❖ multiparidade ou aumento da idade materna.
- ❖ Grande massa placentária como se vê em gestações múltiplas.
- ❖ Tabagismo, consumo de cocaína.
- ❖ Placenta prévia ou historial de placenta prévia
- ❖ Gravidezes pouco espaçadas
- ❖ Idade materna superior a 35 anos

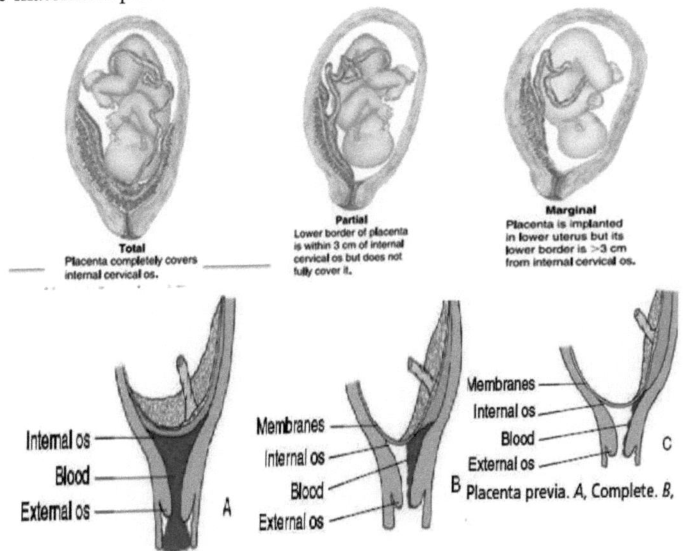

Manifestações clínicas

1) O sinal clássico da placenta prévia é o aparecimento súbito de hemorragia uterina indolor na última metade da gravidez.

2) A hemorragia resulta do rompimento das vilosidades placentárias da parede uterina quando a parte inferior do útero começa a dilatar-se perto do termo.

3) A hemorragia é indolor porque não ocorre numa cavidade fechada e não causa pressão nos tecidos adjacentes.

4) Pode ser escasso ou abundante, e pode cessar espontaneamente, para voltar a ocorrer mais tarde

Avaliação diagnóstica

□ A utilização da ecografia confirmará a existência de placenta prévia e o seu grau.

□ A cor do sangue é vermelho vivo, o que indica uma hemorragia recente de placenta prévia, até prova em contrário.

□ O diagnóstico definitivo por palpação direta da placenta não é recomendado.

□ O exame vaginal não deve ser tentado, a menos que o procedimento de preparação dupla seja preparado para um parto por cesariana no bloco operatório. Se a dilatação for superior a 3 cm e não houver placenta a cobrir o orifício, deve ser efectuada amniotomia (pelo médico).

Gestão

Nenhum exame digital, ou nenhum exame vaginal manual deve ser efectuado, pode causar separação adicional da placenta ou rasgar a própria placenta, causando hemorragia grave e risco extremo para o feto.

Cuidados baseados no estado da futura mãe e do feto.

J Depende também da quantidade de hemorragia, e é iniciada a monitorização fetal eletrónica para avaliar o feto.

A idade gestacional do feto é uma terceira consideração.

Gestão

1) Gestão conservadora

□ Se o estado cardiovascular da mãe for estável e o feto for imaturo e tiver um estado tranquilizador.

□ O atraso no nascimento pode aumentar o peso à nascença e a maturidade.

□ A administração de corticosteróides à mãe acelera a maturação dos pulmões do feto, (protocolo).

□ Os cuidados ao domicílio só podem ser prestados em circunstâncias ideais, como a localização perto do hospital, a capacidade de manter o repouso na cama e a disponibilidade de transporte 24 horas por dia.

2) Gestão ativa:

□ Uma hemorragia vaginal grave obriga a um parto imediato por cesariana (feto > 36 semanas).

□ Isto deve ter lugar numa unidade com instalações para a área especial do recém-nascido, especialmente se o bebé for pré-termo.

□ Após o parto, se a hemorragia uterina não puder ser controlada com medicamentos

ocitócicos,
pode ser necessária uma ligadura das artérias ilíacas internas ou mesmo uma histerectomia.

Intervenção de Enfermagem:

1) Promover o repouso no leito e evitar exames vaginais ou rectais para evitar um parto prematuro
2) Avaliação regular da perda de sangue, contratilidade uterina, dor, FCF e sinais vitais
3) Manter um equilíbrio adequado de fluidos (fluidos intravenosos) e transfusão de sangue em caso de emergência
4) As avaliações de enfermagem centram-se em determinar se ela tem episódios de hemorragia ou sinais de trabalho de parto prematuro, o que inclui:
5) Monitorização fetal eletrónica periódica (EFM).
6) O parto pode ser programado se o feto tiver mais de 36 semanas de gestação e os pulmões estiverem maduros
7) O parto imediato pode ser necessário, independentemente da imaturidade fetal, se a hemorragia for excessiva.
8) Se for necessário um parto por cesariana, os enfermeiros devem preparar a futura mãe para a cirurgia.
9) Um ou mais inícios de linhas IV, administração de antibióticos pré-operatórios, anestesia, inserção de cateter de Foley.
10) A neonatologia ou uma equipa dos cuidados intensivos neonatais são normalmente notificadas.

Abruptio Placentae

□ Separação prematura da placenta normalmente implantada. A separação ocorre na zona das decíduas basais, mais frequentemente no terceiro trimestre, mas pode ocorrer em qualquer altura após as 20 semanas.

□ A gravidade da complicação depende da quantidade de hemorragia e do tamanho do hematoma.

□ Se a hemorragia continuar, o hematoma expande-se

□ e oblitera os espaços inter-vilosos. Os vasos fetais são rompidos à medida que ocorre a separação da placenta, resultando em hemorragia fetal e materna.

Os principais perigos para a mulher

1) Hemorragia. 2) Choque hipovolémico consequente 3) Anomalias da coagulação, DIC.

Os principais perigos para o feto:

1) Asfixia.
2) Perda excessiva de sangue.
3) Prematuridade.

Causas

□ Consumo materno de cocaína, que provoca vasoconstrição nas artérias endometriais.

□ Hipertensão materna.

□ Tabagismo materno.

□ Estado multigravídico.

□ Cordão umbilical curto, trauma abdominal, □ Rutura prematura das membranas.

□ História de separação prematura da placenta.

Os casos de descolamento da placenta dividem-se em dois tipos principais:

1) A hemorragia é oculta.

/ A hemorragia ocorre atrás da placenta, mas as margens permanecem intactas, provocando a formação de um hematoma

2) A hemorragia é aparentemente revelada.

/ o sangue sai pela vagina.

/ O líquido amniótico tem frequentemente uma cor clássica de "vinho do Porto"

/ Hemorragia, que pode ser evidente por via vaginal ou oculta atrás da placenta

/ Sensibilidade uterina que pode estar localizada no local do aborto.

/ Irritabilidade uterina com contracções frequentes de baixa intensidade e pouco relaxamento entre as contracções

□ A hemorragia aparente nem sempre corresponde à quantidade real de sangue perdido, e os sinais de choque (taquicardia, hipotensão, cor pálida e pele fria e pegajosa) podem estar presentes quando a hemorragia externa é pequena ou inexistente

Manifestações clínicas

□ Hemorragia, que pode ser evidente por via vaginal ou oculta atrás da placenta

□ Sensibilidade uterina que pode estar localizada no local do aborto.

□ Irritabilidade uterina com contracções frequentes de baixa intensidade e pouco relaxamento entre as contracções

□ Dor abdominal ou lombar que pode ser descrita como dolorosa ou aborrecida.

□ Tónus de repouso uterino elevado identificado com a utilização de um cateter de pressão intra-uterina

Abdómen "tipo tábua" - o abdómen parece firme ao toque devido ao sangue que pode estar escondido.

□ Líquido amniótico de cor "vinho do Porto

□ Padrões de FCF não tranquilizadores ou morte fetal

□ Sinais de choque hipovolémico

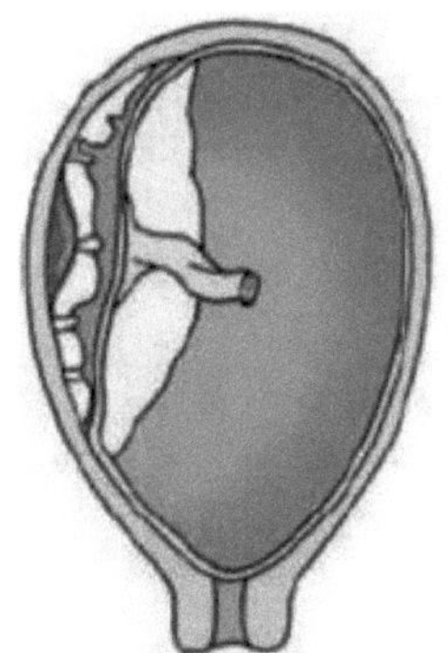
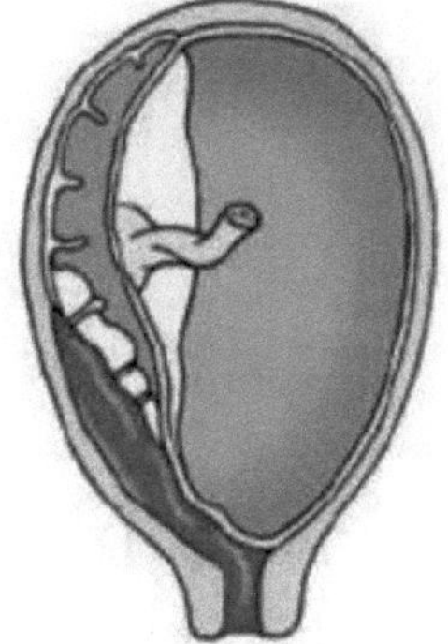
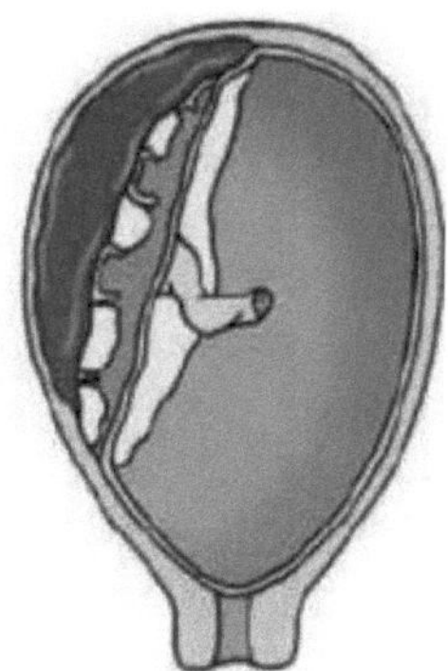

Separação parcial Separação parcial Separação completa (hemorragia oculta) (hemorragia aparente) (hemorragia oculta)

Abruptio placentae.

Complicações: "Acompanhar com grau de separação

□ Choque hipovolémico: pode causar necrose da hipófise (Síndrome de Sheehan) e insuficiência renal.

□ Hipóxia ou anoxia fetal com possível morte fetal.

□ Coagulopatia de consumo devido a hipofibrinogenemia que conduz a CID (coagulação intravascular disseminada)

□ Útero de Couvelair: hemorragia no miométrio que resulta numa rigidez do útero semelhante a uma tábua.

□ Hepatite após transfusão de sangue ou fibrinogénio

Gestão terapêutica

□ Hospitalizado e avaliado de imediato.

□ A avaliação incide sobre o estado cardiovascular da futura mãe e o estado do feto.

Se a condição for ligeira e o feto tiver menos de 34 semanas e não mostrar sinais de sofrimento, pode ser iniciada uma gestão conservadora que inclua:

1) Repouso na cama .
2) Administração de medicamentos tocolíticos para reduzir a atividade uterina
3) Esteróides para acelerar a maturidade pulmonar do feto.

Se existirem sinais de comprometimento fetal ou se a mãe apresentar sinais de hemorragia excessiva, manobras óbvias ou ocultas:

1) É necessário o parto imediato do feto
2) A monitorização intensiva do feto e da mãe, da mulher e do feto é essencial, pois pode ocorrer uma deterioração rápida de qualquer um deles.
3) Devem estar disponíveis produtos sanguíneos para substituição.
4) devem ser iniciadas duas linhas intravenosas de grande calibre para reposição de fluidos e sangue.

Intervenções de enfermagem:

□ O descolamento prematuro da placenta é assustador para uma mulher.

□ Ela sente dores fortes e está consciente do perigo para si própria e para o feto.

□ Ela deve ser cuidadosamente avaliada para detetar sinais de hemorragia oculta.

□ Se for necessário um parto por cesariana imediato, a equipa de cuidados de saúde prepara-a rapidamente para a cirurgia.

□ A hemorragia excessiva e a hipóxia fetal são sempre preocupações importantes com o descolamento da placenta.

Uma comparação entre a placenta de abrupção e a placenta prévia

Sinais	Abrupção Placentária	Placenta Previa
Início	3rd trimestre	3rd trimestre
Hemorragia	Pode ser oculta, hemorragia externa escura ou líquido amniótico com sangue	Externas, pequenas a abundantes em quantidade, vermelho vivo
Dor e contração uterina	Geralmente presente, o útero irritável progride para uma consistência semelhante a uma tábua	Geralmente ausente, útero mole
Tónus cardíaco fetal	Pode ser irregular ou ausente	Normalmente normal
Parte de apresentação	Pode ou não estar comprometido	Normalmente não está comprometido
Choque	Moderada a grave, dependendo da extensão da hemorragia oculta ou externa	Normalmente não está presente, exceto se a hemorragia for grave
Entregar}-	Parto imediato, geralmente por cesariana	O parto pode ser atrasado, dependendo da idade gestacional e da quantidade de hemorragia

□ Os enfermeiros são responsáveis pela monitorização contínua da mãe e do feto, para que os problemas possam ser detectados precocemente, antes que o estado da mulher ou do feto se deteriore.

Coagulação intravascular disseminada (CID)

□ É um defeito de coagulação potencialmente fatal que pode ocorrer com várias complicações da gravidez, como o descolamento da placenta ou a hipertensão

□ Ao mesmo tempo que ocorre a anticoagulação, está também a ocorrer uma coagulação inadequada na microcirculação.

□ Os resultados da DIC são hemorragias excessivas e a formação de pequenos coágulos em pequenos vasos sanguíneos, bloqueando o fluxo sanguíneo para os órgãos e causando isquemia

□ Alguns factores iniciam os mecanismos de coagulação de forma inadequada

□ O primeiro resultado é o consumo de factores plasmáticos, incluindo as plaquetas, fibrinogénio, protrombina, fator V e fator VIII.

□ Quando estes factores plasmáticos são consumidos, o sangue circulante torna-se então deficiente em factores de coagulação e é incapaz de coagular.

□ Os produtos de degradação da fibrina acumulam-se e interferem ainda mais com a coagulação.

Gestão terapêutica

□ A prioridade no tratamento da DIC é a correção da causa.

□ No caso de um aborto retido, a expulsão do feto e da placenta põe fim à produção de tromboplastina, que está a alimentar o processo.

□ Produtos de substituição do sangue, como o sangue total

□ São administrados sangue, concentrado de glóbulos vermelhos e crioprecipitado, conforme necessário, para manter o volume circulante e transportar oxigénio para as células do corpo.

□ Os estudos laboratoriais ajudam a estabelecer o diagnóstico. Os níveis de fibrinogénio e de plaquetas estão geralmente diminuídos, o TP e o TTP ativado (TTPa) podem estar prolongados e os níveis dos produtos de degradação da fibrina, a medida mais sensível, podem estar diminuídos.

Intervenção de enfermagem

o enfermeiro deve estar atento a hemorragias provenientes de locais inesperados, incluindo locais de inserção intravenosa e de punção venosa para trabalhos laboratoriais.

J A ausência de hemorragias ou hematomas espontâneos podem ser indicadores precoces de DIC.

Deve ser iniciada uma linha IV adicional para preparar
para cristalóides, colóides ou produtos sanguíneos adicionais que possam ter de ser administrados

o enfermeiro deve aplicar oxigénio a 10 litros por minuto através de máscara facial devido à perda de sangue.

Controlo rigoroso dos sinais vitais frequentes.

Deve ser obtido um registo exato das entradas e saídas.

Pesagem de todos os materiais embebidos em sangue para obter um resultado exato.

Capítulo (8)

complicação associada à gravidez

Assuntos:

- ❖ Hiperemese gravídica
- ❖ Distúrbios hipertensivos da gravidez

/ pré-eclampsia

/ eclampsia

- ❖ Diabetes Mellitus
- ❖ Doença cardíaca
- ❖ Anemia

Hiperemese gravídica

□ São náuseas e vómitos exagerados durante a gravidez, que persistem no primeiro trimestre.

□ Cerca de 70-85% de todas as mulheres sofrem de uma forma ligeira de náuseas no início da gravidez, os chamados enjoos matinais, que normalmente desaparecem por volta da 12ª semana, mas os vómitos persistem, causando desidratação grave e fome

□ Esta situação é designada por hiperemese gravídica, que significa "vómitos excessivos da gravidez".

□ Causas:

- ❖ Alterações hormonais da gravidez: aumento do nível da hormona hCG.
- ❖ Factores emocionais, insegurança, ansiedade.

❖ Factores de risco:

aumento da massa placentária associado a gestação múltipla história de hiperémese gravídica numa gravidez anterior história de enjoos ou enxaquecas.

mulheres grávidas de um bebé do sexo feminino

Manifestações clínicas:

- ❖ Começam com enjoos matinais e tornam-se cada vez mais graves.
- ❖ Vómitos frequentes quando se fala, vê ou cheira comida.
- ❖ Grávida C/O Perda de peso, desidratação, taquicardia. Urina escassa e concentrada.
- ❖ Icterícia causada por lesões hepáticas.
- ❖ Cegueira causada por hemorragia da retina. Convulsões.

Morte.

Intervenções de enfermagem:

Manutenção do equilíbrio de fluidos e electrólitos

Se o vómito for grave, a mulher é hospitalizada e a ingestão oral é restringida durante 24-48 horas.

São administrados fluidos intravenosos. A ingestão de líquidos por via oral é retomada lentamente, geralmente ricos em hidratos de carbono do tipo preferido pela mulher. Vitamina do complexo B para combater as náuseas.

Sedativo e antiemético conforme prescrito.

Melhorar o estado nutricional: Oferecer refeições pequenas e frequentes, ricas em hidratos de carbono.

Evitar odores fortes a alimentos. Evitar alimentos gordurosos.

Administrar suplementos vitamínicos conforme prescrito

Distúrbios hipertensivos da gravidez

A hipertensão é definida como uma pressão arterial sistólica igual ou superior a 140 mm Hg ou uma pressão arterial diastólica igual ou superior a 90 mm Hg.

As doenças hipertensivas são classificadas em quatro categorias:

1) Hipertensão crónica:

□ Hipertensão presente antes da gravidez, diagnosticada antes das 20 semanas de gestação ou que continua para além das 12 semanas pós-parto.

□ Hipertensão crónica com pré-eclâmpsia sobreposta

2) Hipertensão gestacional = Hipertensão induzida pela gravidez (HIP)

□ Início da hipertensão após as 20 semanas de gravidez sem proteinúria.

□ Uma mulher desenvolve uma tensão arterial elevada (140/90 mmHg) mas não tem proteinúria ou edema.

□ Pressão arterial sistólica superior a 30 mmHg e pressão arterial diastólica superior a 15 mmHg acima dos valores da gravidez.

□ Não há edema, não há proteinúria e a tensão arterial regressa ao normal após o nascimento.

□ se a hipertensão gestacional persistir após 12 semanas pós-parto, a hipertensão crónica

a hipertensão é diagnosticada...

3) Pré-eclâmpsia

□ uma doença sistémica com hipertensão acompanhada de proteinúria após a 20ª semana de gestação;

□ Síndrome de hipertensão induzida pela gravidez que se manifesta por hipertensão, proteinúria, edema e, frequentemente, outras perturbações dos sistemas orgânicos.

□ A pré-eclâmpsia pode ser ligeira ou grave ❖**pré-eclâmpsia ligeira**" deve ser substituída por "pré-eclâmpsia sem características graves

□ proteinúria 300 mg/24 horas ou superior

□ uma mulher tem proteinúria (1+ ou 2+ numa tira de teste reagente numa amostra aleatória).

□ ocorre em mulheres previamente normotensas e resolve-se após o parto.

Pré-eclâmpsia grave: Se um ou mais dos seguintes critérios estiverem presentes:

1. Pressão arterial igual ou superior a 160 mm Hg sistólica ou igual ou superior a 110 mm Hg diastólica ou superior em duas ocasiões com pelo menos 6 horas de intervalo enquanto o doente está em repouso no leito
4. Oligúria de <500 ml em 24 horas.
5. creatinina sérica elevada (mais de 1,2 mg/dL)
6. Perturbações cerebrais ou visuais (visão turva).

7. Edema pulmonar ou cianose.
8. Função hepática comprometida, conforme indicado
9. Dor epigástrica ou no quadrante superior direito. Dor grave e persistente no quadrante superior direito ou epigástrica que não responde à medicação e não é explicada por diagnósticos alternativos, ou ambos.
10. Trombocitopenia.
11. Insuficiência renal

4) Eclampsia:

□ Esta é a classificação mais grave da DPI.

□ A mulher passa para esta fase quando o edema cerebral é tão grave que ocorre uma convulsão ou coma.

□ As convulsões podem ocorrer durante o período anteparto, intraparto ou pós-parto.

□ a mortalidade materna é elevada devido a causas como a hemorragia cerebral, o colapso circulatório ou a insuficiência renal.

□ O prognóstico fetal na eclâmpsia é mau devido à hipóxia e consequente acidose fetal.

□ As manifestações são as mesmas da pré-eclâmpsia grave acompanhada de convulsões

Exame:

/ Hipertensão.

/ Edema acentuado (pode ser dependente ou generalizado).

/ Hiper-reflexivo.

/ Proteinúria na análise da urina:

/ um teste de urina positivo para proteínas tem de ser confirmado com uma amostra de urina de 24 horas

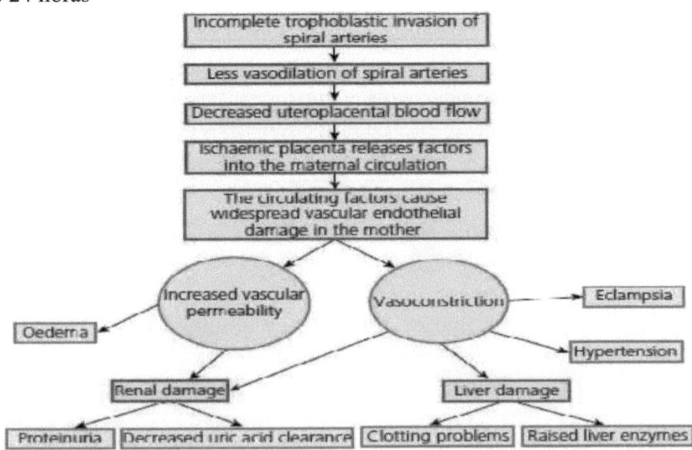

Fisiopatologia da pré-eclâmpsia

Fisiopatologia

□ Em gravidezes normotensas, as artérias espirais do útero são remodeladas pela invasão de células trofoblásticas endovasculares, o que lhes permite alargar-se para acomodar um aumento de 10 vezes no fluxo sanguíneo.

□ Numa mulher pré-eclâmptica, esta remodelação é incompleta e as artérias espirais permanecem com paredes espessas, resultando numa perfusão placentária subóptima

□ A pré-eclâmpsia resulta de vasoconstrição generalizada e vasoespasmo, resultando numa doença de falência de múltiplos órgãos na gravidez.

□ Começa no início da gravidez, durante a formação da placenta e a implantação.

1. desenvolvimento anormal das artérias espirais maternas que conduz a uma diminuição da perfusão e da oxigenação.

2. uma desregulação da resposta imunitária materna aos antigénios fetais e placentários que conduz a alterações inflamatórias que alteram a relação vasoconstrição/vasodilatação.

□ O vasoespasmo diminui o diâmetro dos vasos sanguíneos, o que resulta em danos nas células endoteliais.

□ A vasoconstrição também resulta em impedimento do fluxo sanguíneo e aumento da pressão arterial.

□ Como resultado, a circulação para todos os órgãos do corpo, incluindo os rins, o fígado, o cérebro e a placenta, é reduzida

□ A redução da perfusão da placenta aumenta o risco de descolamento da placenta, DIC e RCIU

Gestão

Tratamento terapêutico da pré-eclâmpsia

A única cura para a pré-eclampsia é o parto do bebé e da placenta.

O parto está indicado na mulher com pré-eclâmpsia sem características graves às 37 semanas de gestação.

Se o feto tiver menos de 34 semanas de gestação, podem ser administrados esteróides para acelerar a maturidade pulmonar do feto e tentar adiar o parto por 48 horas.

No entanto, se a condição materna ou fetal se deteriorar, o bebé deve ser entregue, independentemente da idade gestacional ou da administração de esteróides.

O parto vaginal é o método de parto preferido, reservando a cesariana para as implicações obstétricas habituais

Cuidados domiciliários. O tratamento no domicílio pode ser possível para mulheres seleccionadas sem características graves e sem evidência de agravamento do estado fetal ou materno, o que inclui:

□ Restrições de atividade

□ Pressão Arterial. a família deve ser ensinada □ Peso.

□ Exame de urina.

□ Avaliação fetal ("kick counts").

□ Dieta, proteínas e calorias abundantes, uma dieta regular sem restrição de sal ou de líquidos.

Tratamento da pré-eclâmpsia grave

Necessita de internamento hospitalar

Os objectivos do tratamento são melhorar o fluxo sanguíneo placentário e a oxigenação fetal e prevenir convulsões e outras complicações maternas, o que inclui:
1) Repouso na cama e monitorização fetal
2) Medicamentos anti-hipertensivos recomendados para reduzir lentamente a tensão arterial da mulher.

Medicamentos anti-hipertensivos

Primeira linha devido à sua eficácia e à preservação do fluxo sanguíneo uteroplacentário

❖ **Labetalol**:

Tem menos taquicardia materna e menos efeitos adversos.
Contraindicado em doentes com asma, doença cardíaca ou insuficiência cardíaca; associado a hipoglicemia e a bebés pequenos para a idade gestacional.

❖ **Hidralazina (Apresolina)**

Doses mais elevadas estão associadas a hipotensão materna, dores de cabeça e sofrimento fetal.

❖ **Nifedipina**:

❖ Pode estar associado a taquicardia reflexa e cefaleias; devido ao mecanismo de ação, um efeito sinérgico com o sulfato de magnésio pode resultar em hipotensão e bloqueio neuromuscular.

□ **Medicamentos anticanvulsivos.**

□ O sulfato de magnésio é o medicamento mais frequentemente utilizado para prevenir convulsões.

□ A fenitoína (Dilantin) e o diazepam (Valium) não são recomendados como agentes de primeira linha devido à sua menor eficácia em comparação com o magnésio.

Sulfato de magnésio (Ação)

1) Diminui a acetilcolina libertada pelos impulsos nervosos motores, bloqueando assim a transmissão neuromuscular.
2) Deprime a irritabilidade do sistema nervoso central e relaxa o músculo liso.
3) diminuição da frequência e da intensidade das contracções uterinas.
4) Abranda a condução cardíaca.
5) Produz rubor, hipotensão e vasodilatação.

Indicações

□ Prevenção e controlo das convulsões na pré-eclâmpsia grave.

□ prevenção das contracções uterinas no trabalho de parto pré-termo e neuroprotecção do feto pré-termo.

Dosagem e via de administração

□ Um protocolo comum de administração intravenosa (IV) para a pré-eclâmpsia inclui uma dose de carga e uma perfusão contínua utilizando uma bomba de perfusão controlada

□ 4 g por via intravenosa e depois 1-2 g por hora.

□ Manter o magnésio sérico entre 4-8 mg/dl.

□ As doses IM são mais dolorosas.

□ 10 g de carga IM, depois 5 g IM de 4 em 4 horas.

Toxicidade do sulfato de magnésio:

□ Perda do reflexo patelar.

□ Depressão respiratória, a frequência respiratória é inferior a 12 respirações/minuto.

□ Condução cardíaca defeituosa.

□ Tratamento da toxicidade: antídoto: Gluconato de cálcio 10% (1 g I.V. durante 3 min).

□ **Implicações para a enfermagem**

1) Monitorizar atentamente a tensão arterial durante a administração.
2) Avaliar a mulher quanto à frequência respiratória superior a 12 respirações por minuto.
3) débito urinário superior a 30 ml/h antes da administração de magnésio.
4) Colocar o equipamento de reanimação (aspiração e oxigénio) na sala.
5) Assegurar que o gluconato de cálcio, que actua como um antídoto para o magnésio, está prontamente disponível

Complicações

❖**Maternal**:

1) Eclampsia:
2) convulsões tónico-clónicas, provavelmente causadas por vasoespasmo cerebrovascular;

/ hipoxia materno-fetal / hemorragia cerebrovascular:

3) Síndrome "HELLP":
4) Coagulação intravascular disseminada:
5) hemorragia e coagulação simultâneas na circulação.

/ Insuficiência renal.

/ Edema pulmonar.

♦♦♦ **Neonatal:**

1) Restrição do crescimento intrauterino (RCIU), sobretudo se ocorrer pré-eclampsia até às 36 semanas de gestação; devido a placenta isquémica.
2) Parto prematuro.
3) Descolamento da placenta

Síndrome HELLP

□ Uma ocorrência com risco de vida que complica 10% das gravidezes.

□ 1/2 das mulheres afectadas por HELLP também têm pré-eclampsia grave, embora a hipertensão possa estar ausente.

□ Tal como na pré-eclampsia, a síndrome HELLP pode ocorrer durante o pós-parto

Síndrome HELLP :

□ H hemólise;

□ EL enzimas hepáticas elevadas;

□ LP plaquetas baixas.

4- Acredita-se que a hemólise ocorre como resultado da fragmentação e distorção dos eritrócitos durante a passagem através de pequenos vasos sanguíneos danificados

4- O sintoma proeminente da síndrome HELLP é a dor no quadrante superior direito, na parte inferior direita do tórax ou na zona epigástrica média.

4- Esta sensibilidade pode resultar de uma distensão hepática.

4- Um aumento súbito da pressão intra-abdominal, incluindo o causado por uma convulsão, pode levar à rutura de um hematoma subcapsular, resultando em hemorragia interna e choque hipovolémico.

4- A rutura hepática pode levar à mortalidade fetal e materna

Gestão

1. Sulfato de magnésio para controlar as convulsões e hidralazina ou labetalol para controlar a tensão arterial.
2. Substituição de fluidos.
3. O amadurecimento do colo do útero com indução do parto pode ser efectuado se a gestação tiver pelo menos 34 semanas.
4. O parto pode ser adiado se a gestação for inferior a 34 semanas e o estado da mulher for estável, para permitir a administração de esteróides para estimular a maturação pulmonar do feto.

Diabetes Mellitus

□ A diabetes é uma doença endócrina caracterizada por níveis elevados de glicose no sangue e na urina. Uma pessoa tem níveis elevados de açúcar no sangue, quer porque o corpo não produz insulina suficiente, quer porque as células não respondem à insulina que é produzida.

□ Este nível elevado de açúcar no sangue produz os seguintes sintomas: poliúria, polidipsia e polifagia

□ A gravidez impõe um stress fisiológico adicional a uma mulher diabética. Assim, se a mãe já era diabética antes da gravidez, as suas necessidades de insulina aumentam.

Diabetes mellitus gestacional (GDM):

□ é uma condição em que as mulheres sem diabetes previamente diagnosticada apresentam níveis elevados de glucose no sangue durante a gravidez) pode desenvolver-se durante a gravidez.

□ desenvolvimento de tolerância à glucose diminuída durante a gravidez que normaliza após a gravidez; .

□ A gravidez é um estado de resistência à insulina. As hormonas placentárias (HPL, insulinase placentária) têm um efeito anti-insulina que resulta no aumento da incidência de cetoacidose.

Factores de risco:

1) história prévia de diabetes gestacional
2) feto4 kg & mais
3) nado-morto inexplicável anterior
4) antecedentes familiares de diabetes;
5) índice de massa corporal elevado;
6) presença de polihidrâmnios

7) glicosúria persistente

Avaliação e diagnóstico:

Deve frequentar (visitar) a clínica pré-natal de duas em duas semanas até às 20 semanas de gestação e depois semanalmente até ao termo.

1) Teste de glicose: Sem jejum ou restrições alimentares

A mulher ingere 50 g de solução oral de glucose, a concentração de glucose no sangue é verificada 1 hora mais tarde (menos de 140 mg/dl é normal). Se for superior a 140 mg/dl, efetuar um teste oral de tolerância à glucose.

2) Teste oral de tolerância à glicose (OGTT) A mulher é instruída a ingerir uma boa dieta de hidratos de carbono 3 dias antes do teste.

Jejuar durante 10 horas antes de efetuar o teste de jejum e, em seguida, ingerir 100 g de solução oral de glucose. Efetuar análises do nível sanguíneo em jejum, 1, 2 e 3 horas após a ingestão da solução. Os limites superiores dos níveis normais de glucose são, respetivamente, 95, 180, 155 e 140 mg/dl. A diabetes gestacional é diagnosticada se ocorrerem dois ou mais valores anormais. Se ocorrer um valor anormal, repetir o TOTG um mês mais tarde.

complicações:

Efeitos maternos:

1) Hipoglicemia: ocorre normalmente na primeira metade da gravidez e é necessário ajustar a dose de insulina com base na ingestão calórica e a hiperglicemia tende a ocorrer na segunda metade da gravidez.

2) Infecções do trato urinário, outras infecções e anemia

3) Hipertensão: as mulheres diabéticas correm um maior risco de sofrer de perturbações hipertensivas da gravidez.

4) Polihidrâmnio: Pode ocorrer em 10-20% das gravidezes diabéticas, provavelmente devido à poliúria fetal resultante da glucosúria fetal.

5) Retinopatia e hemorragia pós-parto.

Efeitos fetais:

1) Existe um risco acrescido de aborto espontâneo, nado-morto e anomalias fetais

2) Macrossomia: geralmente definida como bebés com mais de 4500g. Elevada incidência de traumatismos de parto.

3) A mortalidade perinatal é 2 a 3 vezes superior nas mães diabéticas

4) Os quatro principais efeitos neonatais são: hipoglicemia, hipocalcemia, hiperbilirrubinemia e dificuldade respiratória.

Gestão :

□ **Necessidade de regulação da dieta**

□ A dieta recomendada é rica em proteínas, calorias normais
,baixo teor de hidratos de carbono

□ Ingestão distribuída entre refeições e 2 cobras □ A mãe não deve ganhar mais de 1,3-1,6 kg / mês.

□ **Terapia com insulina:**

□ A dosagem de insulina é baseada nos níveis de glucose no sangue e na urina. Os hipoglicemiantes orais não são utilizados porque são fetotóxicos e não proporcionam um controlo adequado.

□ Ajustar a insulina de acordo com a evolução da gravidez

□ Devem conhecer os sintomas de hipoglicemia e hiperglicemia e o tratamento de emergência adequado para cada um deles.

Doença cardíaca

□ Todas as gravidezes colocam exigências suplementares ao sistema cardiovascular, nomeadamente ao coração.

□ O volume sanguíneo e o débito cardíaco aumentam 40-50% e a frequência cardíaca é acelerada.

□ O coração normal é capaz de compensar bem o trabalho adicional, mas o coração danificado ou doente pode não o fazer.

Sinais de descompensação cardíaca:

1) Aumento da fadiga e da falta de ar com o esforço habitual.
2) Episódios de sopro, palpitações e taquicardia.
3) Hemoptise. Edema generalizado progressivo.

Incidência:

V 0,5%-2% das mulheres grávidas.

/ 4,5% de pessoas com doença cardíaca reumática.

/ 3% dos quais com doença cardíaca congénita.

Classificação:

As mulheres com doença cardíaca são classificadas em 4 grupos, de acordo com o nível de atividade tolerado sem sintomas. Os cuidados médicos e de enfermagem são ajustados em conformidade.

1)Classe I Sem limitação da atividade física, sem sintomas de insuficiência cardíaca ou dor anginosa com a atividade física normal.

2) Classe II Limitação ligeira da atividade física, conforto em repouso, fadiga excessiva, palpitações, dispneia ou dor anginosa com atividade física intensa.

3) Classe III Limitação acentuada da atividade física, conforto em repouso, fadiga excessiva, palpitação, dispneia ou dor anginosa com uma atividade física inferior à normal.

4)ClasseIV Incapacidade de realizar qualquer atividade física sem desconforto, sinais de insuficiência cardíaca possíveis em repouso, desconforto aumentado com a atividade física.

As doentes classificadas como I e II geralmente passam bem durante a gravidez, mas as classificadas como III ou IV têm um risco significativamente aumentado de morbilidade e mortalidade com a gravidez.

Efeitos da doença cardíaca na gravidez:

□ **Prematuridade.**

□ Insuficiência placentária,

□ RCIU (Restrição do crescimento intrauterino) □ Morte fetal intra-uterina.

Avaliação:

□ História.

□ O estado cardíaco das mulheres deve ser avaliado muito cedo na gravidez, se não antes {raio X do tórax, ECG}.

□ O estado cardíaco e a capacidade funcional são monitorizados cuidadosamente durante toda a gravidez.

□ Monitorizar os sinais de descompensação cardíaca {cianose, dispneia, taquicardia, edema, hemoptise e tosse...}.

Intervenções:

/ Os sinais vitais da mulher e os batimentos cardíacos do feto são monitorizados.

/ A mulher pode receber oxigénio durante o trabalho de parto. Regional

A anestesia pode ser utilizada para reduzir a dor.

V Para evitar que a mãe faça força, pode ser utilizado um parto com fórceps.

/ A infeção deve ser evitada.

/ Uma dieta equilibrada, rica em proteínas, ferro, vitaminas e minerais para prevenir a anemia

/ O parto por cesariana é evitado devido a (maior perda de sangue, risco de infeção, risco de tromboemboísmo).

/ A segunda fase do trabalho de parto é encurtada para reduzir ao máximo o stress sobre o coração da mãe

□ Classe 1 e Classe 2

/ O descanso é o mais importante; 10 horas de sono por noite e descanso ao longo do dia. O stress deve ser evitado.

/ A hospitalização antes do parto é habitual nas mulheres ❖Classe 3 e Classe 4

/ o aborto terapêutico pode ser indicado, a cirurgia de esterilização pode ser recomendada para aquelas que tentam uma gravidez de 4ª classe,

/ repouso absoluto na cama, hospitalização Durante o trabalho de parto e o parto

Anemia da gravidez

□ Valor de Hb abaixo dos limites inferiores do normal não explicado pelo estado de hidratação.

□ Anemia durante a gravidez 11 ou 10,5 g/dl . A anemia é definida como uma redução da massa total de glóbulos vermelhos em circulação. 20-60% das pacientes pré-natais serão consideradas anémicas por vezes durante a gravidez.

Tipos de anemia

1) Adquirida: como anemia por deficiência de ferro, anemia causada por perda aguda de sangue, anemia megaloblástica, anemia hemolítica adquirida, anemia aplástica ou hipoplásica.

2) Hereditárias: como a talassemia, a anemia falciforme e a anemia hemolítica hereditária.

Anemia por deficiência de ferro

□ É uma anemia microcítica hipocrómica que ocorre quando as reservas de ferro são inadequadas para suportar uma eritropoiese normal. Pensa-se que a principal razão para as fracas reservas de ferro é a perda menstrual.

□ É a anemia nutricional mais comum e representa 75% de todas as anemias diagnosticadas durante a gravidez.

□ A gravidez coloca grandes exigências ao equilíbrio do ferro, que não podem ser satisfeitas com a dieta habitual. Na ausência de suplementação de ferro, desenvolve-se uma deficiência de ferro.

Manifestação clínica

□ Hipóxia dos tecidos: fadiga, tonturas, fraqueza, palidez e dispneia de esforço.

□ palpitações e taquicardia (circulação hiperdinâmica).

□ Uma doença subjacente: - Infeção crónica. - Doença hepática crónica. - Doença renal crónica. - Gravidez múltipla.

Nota: Em doentes obstétricas, a anemia é descoberta porque o hemograma é obtido como parte da avaliação laboratorial na consulta pré-natal inicial ou na repetição do rastreio às 28-32 semanas.

□ A anemia grave está associada a: Insuficiência cardíaca congestiva. Falência de múltiplos órgãos. Hipóxia dos tecidos.

□ Pica: a ingestão de várias substâncias que não têm valor alimentar é uma manifestação marcante da deficiência de ferro. {A pagofagia (gelo), a geofagia (argila) e a amiofagia (amido) são exemplos comuns de pica...

Tratamento :

□ Prevenível através da utilização rotineira de suplementos de ferro.

□ Corrigir a causa subjacente

Efeitos neonatais:

V parto pré-termo, bebés com baixo peso à nascença e nados-mortos.

V O resultado está relacionado com a idade gestacional em que é diagnosticada a deficiência de ferro materna.

/ O feto armazena ferro suficiente para satisfazer as suas necessidades durante 3-6 meses após o nascimento.

Anemia megaloblástica :

É a segunda anemia nutricional mais comum observada durante a gravidez

A deficiência de folato é a causa, mas uma deficiência de vitamina

A B12 deve ser considerada

Folato: O ácido fólico, uma vitamina solúvel em água, está amplamente disponível na alimentação. O folato é absorvido no jejuno proximal. Os conjugados pancreáticos reduzem o folato a monoglutamato antes da sua absorção.

Vitamina B12: disponível na alimentação ligada às proteínas animais. A sua absorção requer HCL e pepsina para libertar a molécula de cobalamina da proteína. A maior parte da vitamina B12 é armazenada no fígado e a maioria das pessoas tem uma reserva de 2-3 anos disponível.

Intervenções de Enfermagem

1)Melhorar o estado nutricional:

□ Fornecer uma dieta equilibrada rica em ferro.

□ Administrar suplemento de ferro, se prescrito.

□ Com a suplementação de ferro, aumentar a ingestão de alimentos ricos em fibras e líquidos para evitar a obstipação. Aumentar a ingestão de alimentos ricos em vitamina C para melhorar a absorção do ferro.

□ Para a anemia por deficiência de ácido fólico, administrar um suplemento de ácido fólico e uma dieta rica em proteínas animais e vegetais de folha verde.

□ Em caso de anemia grave, pode ser necessário ferro IM ou transfusão de concentrado de hemácias.

2) Melhorar a nutrição e a oxigenação do feto:

□ Melhorar a nutrição materna através de uma dieta com suplementação de vitaminas e minerais.

□ A oxigenação do feto pode ser melhorada através de:

□ Melhorar o nível de Hb materno.

□ Evitar a infeção materna, que aumenta a TMB e o consumo de oxigénio

Capítulo (9)

complicação da gravidez e do parto

1- Rutura prematura das membranas (RPM)

□ É a rutura espontânea das membranas fetais uma hora ou mais antes do início do trabalho de parto.

□ Incidência: 10% de todas as gravidezes.

Factores de risco:

□ Polihidamínicos

□ Cerculagem

□ Amniocentese

□ Descolamento da placenta.

□ Infeção

□ Mais frequente na gestação de gémeos.

□ Raramente associado a

Exame:

□ Visualização de uma poça de líquido no fórnix vaginal □ Fuga de líquido através do colo do útero.

□ O pH do líquido amniótico é de 7,1 a 7,3. O pH vaginal normal é de
4,5 a 6,O papel de nitrazina fica azul com pH > 6,5 □ Avalia-se a dilatação cervical.

□ Observar se há prolapso da parte fetal ou do cordão umbilical.

□ Recolha de líquido para maturidade pulmonar A ecografia é uma etapa final de confirmação
em alguns casos.

□ Estabelecer a idade gestacional e a maturidade fetal □ Excluir infeção e sofrimento fetal.

□ monitorização contínua do tónus cardíaco fetal

Gestão e intervenções:

Doentes a termo:

Sugere-se a indução imediata.

Pacientes pré-termo:

A taxa de sobrevivência após 26 semanas é de cerca de 50%.

Se for inferior a 34 semanas, os esforços são direccionados para a manutenção da gravidez.

Terapia tocolítica (terbutalina)

Terapia com antibióticos

A enfermeira monitoriza os sinais vitais

apoio emocional

prepara a mãe para o parto, para o parto por cesariana, para um recém-nascido pré-termo e para a eventual perda do feto

Complicações:

□ Parto prematuro.

□ Infecções maternas ou fetais:
-Corioamniosite
-endometrites que persistem clinicamente após o parto.
Sofrimento fetal
-O prolapso umbilical é mais comum nos casos de RPM.
□ Aumento da taxa de nados-mortos

1)Rutura prematura das membranas

□ A rotura prematura de membranas (RPM) é definida como a rotura de membranas antes das 37 semanas completas de gestação, com ou sem o início do trabalho de parto espontâneo.

Factores de risco :

1) Infeção (amnionite; Streptococcus beta-hemolítico do grupo B)
2) História prévia de PROM ou PTB
3) Hidrâmnios (polihidrâmnios/oligohidrâmnios)
4) Colo do útero incompetente
5) Aumento do volume intrauterino (gestação múltipla, miomas, polihidrâmnios)
6) Abruptio placentae
7) Fumar cigarros
8) Anomalias fetais
9) Coito (relação sexual)
10) Colonização vaginal com Streptococcus beta-hemolítico do grupo B

Avaliação diagnóstica

□ O mesmo que PROM.
□ Ecografia para avaliar o volume do líquido amniótico.
□ Observar se há saída vaginal de líquido azulado para avaliar a rutura das membranas.

Gestão

□ Para a PPROM, são utilizados tocolíticos, corticosteróides (para diminuir a gravidade da SDR no recém-nascido prematuro) e antibióticos profilácticos.
□ O tratamento é influenciado pela idade gestacional.

Gestão inicial:

-Confirmar a rotura das membranas.
-Determinar se existe infeção bacteriana no momento da rutura através de culturas vaginais/cervicais.
-Documentar a idade da gestação.
-Determinar a maturidade pulmonar do feto por amniocentese ou cultura vaginal.

Gestão ativa:

-Terapia tocolítica.
-Terapia antibiótica.
-Administração de corticosteróides.
-Amnioinfusão.

□ **Gestão conservadora**
□ Repouso na cama.
□ Sinais vitais de acordo com a política da sua instituição e o estado do doente.
□ Monitorize o bem-estar fetal diariamente ou com maior frequência, de acordo com a política da sua instituição e o estado da doente.

Complicações

1) **Materno**

□ Aumento do risco de infeção intra-uterina
□ Endometrite pós-parto
□ Descolamento da placenta

2) **Infeção fetal SDR neonatal, infeção, morte**

2- Trabalho de parto prematuro

É definida como contracções uterinas rítmicas que produzem alterações cervicais antes de completar 37 semanas de gestação.

□ **Incidência:** 7% a 10% dos bebés nascem prematuramente.
□ Responsável por 75% da mortalidade pré-natal e por cerca de 50% dos défices neurológicos.

Etiologia:

□ Extremos superior e inferior da idade.
□ Estatuto socioeconómico inferior. Tabagismo e consumo de drogas.
□ Períodos prolongados de permanência em pé.
□ Fadiga e longas horas de trabalho .
□ História reprodutiva:
□ Parto pré-termo anterior.
□ Colo do útero incompetente.
□ Aborto espontâneo ou induzido.
□ Anomalias uterinas, por exemplo, leiomiomas.
□ Gestações múltiplas.
□ Rutura prematura das membranas (causa mais comum).
□ Infeção.

Avaliação:

□ Dilatação do colo do útero.
□ Membranas: rompidas ou não.
□ Presença de pré-eclâmpsia grave e hemorragia.
□ Ultrassonografia: para determinar a idade gestacional, o estado e o peso do feto

Gestão e intervenção:

□ Sinais e sintomas reforçados:
□ Aumento ou alteração do corrimento vaginal.
□ Contrações uterinas.
□ Hemorragia vaginal ou fuga de líquido.
□ Repouso na cama e hidratação: aumentam o fluxo sanguíneo uterino.
□ Monitorização contínua.

□ Tocolíticos:

□ Atualmente, os agentes mais frequentemente utilizados são o sulfato de magnésio e os agentes beta-miméticos, que actuam nos receptores 02 do miométrio.

□ - Transporte materno: a terapia tocolítica pode melhorar os resultados ao atrasar entrega suficiente para facilitar o transporte.

O trabalho de parto não deve ser interrompido se estiverem presentes um ou mais dos seguintes "critérios de exclusão para terapia tocolítica":

1) Dilatação cervical avançada, geralmente > 6 cm.
2) PROM.
3) Abrupção.
4) Dificuldades fetais ou morte.
5) Anomalias fetais graves incompatíveis com a vida.
6) HPI com síndrome HELLP.
7) Terapia de maturação fetal: terapia glucocorticord

3- Pós-data (gravidez pós-termo ou gravidez prolongada)

□ Duração da gravidez: 280 dias ou 40 semanas a partir do primeiro dia da DUM ou 266 dias a partir da ovulação, com base num ciclo de 28 dias.

□ Pós-termo: gravidez que dura mais de 2 semanas para além da data prevista para o parto - após o dia 294, 42 semanas completas ou mais"

□ A causa exacta da gravidez pós-termo é desconhecida. No entanto, uma possível causa pode estar relacionada com uma deficiência de estrogénio placentário e a secreção contínua de progesterona.

□ Níveis baixos de estrogénio podem resultar numa diminuição das prostaglandinas e na formação reduzida de receptores de oxitocina no miométrio.

Complicação

Problemas maternos:

1. Stress emocional.
2. Potencial de trauma no parto.
3. Hemorragia, infeção e anomalias do parto.

Problema fetal :

1. Oligohidrâmnio associado a compressão do cordão umbilical, hipoxia fetal aguda
2. Macrossomia, traumatismo de parto, parto obstrutivo, distócia de ombros.
3. Aspiração de mecónio devido a mecónio espesso em consequência de oligohidrâmnios.
4. Sofrimento fetal intra-pré-natal.
5. Dismaturidade:
6. asfixia, síndrome de aspiração de mecónio, hipoglicemia, policitemia, dificuldade respiratória e síndrome de dismaturidade

Gestão :

□ Exame vaginal semanal, planear a indução quando o colo do útero estiver favorável.

□ Monitorização cardíaca fetal anteparto, teste sem esforço, ecografias.

□ Indução do parto, prostaglandinas ou ocitocina, parto assistido por fórceps ou vácuo e parto por cesariana

□ Se houver sofrimento fetal, por vezes é necessária uma cesariana de emergência.

4- Gestação múltipla

■ A gestação múltipla ou gravidez multifetal ocorre quando dois ou mais fetos estão presentes no útero ao mesmo tempo.

■ A gestação múltipla não é uma complicação da gravidez, mas sim uma condição que apresenta um risco acrescido de morbilidade e mortalidade para a mãe e para o recém-nascido.

Tipos de geminação

1. Dizigótico (fraterno) ocorre quando dois óvulos separados são fertilizados (ou seja, dois óvulos separados e dois espermatozóides).
2. Monozigótico (idêntico) ocorre quando um óvulo se divide no início da gestação e se desenvolvem dois embriões (ou seja, um óvulo e um espermatozoide)

Manifestações clínicas

□ Normalmente, o útero é grande para a idade gestacional

□ A auscultação de dois corações fetais distintos e separados pode ocorrer com um Doppler no final do primeiro trimestre ou com um fetoscópio após 20 semanas de gestação.

□ A ecografia é atualmente o melhor teste de rastreio, sendo utilizada em 95% a 100% dos casos.

□ Os níveis quantitativos iniciais elevados de -hCG nos cuidados de infertilidade são normalmente os primeiros indícios de gestação múltipla. A ecografia deve ser utilizada para confirmar o diagnóstico na presença de níveis elevados de -hCG

1) Cardiopulmonar (Edema pulmonar, Complicações de tocolise, Pré-eclâmpsia,)
2) Obstétricas (PTL ou parto, derrame e dilatação cervical, aumento da incidência de cesariana, aumento do uso de tocólise, hemorragia anteparto, abruptio placentae, rutura uterina, hemorragia pós-parto, infecções, diabetes gestacional, polihidrâmnios; oligohidrâmnios comuns em gémeos)
3) Aborto espontâneo
4) RCIU
5) Problemas no cordão umbilical, como entrelaçamento, prolapso do cordão ou vasa prévia
6) Anomalias estruturais, como defeitos cardíacos congénitos, anomalias do trato intestinal, defeitos do tubo neural
7) Síndrome de transfusão de gémeos para gémeos

Gestão e intervenções de enfermagem

□ Aconselhamento nutricional

□ A avaliação fetal incentiva o acompanhamento para avaliar o crescimento e o desenvolvimento

□ Avaliar a mulher quanto a sinais e sintomas de complicações obstétricas

□ Prevenção da PTL explicar que a hospitalização pode ser necessária para os sinais e sintomas da PTL.

□ Incentivar o repouso na cama e a hidratação.

□ Instituir a monitorização fetal e ajudar na terapêutica tocolítica, se for ordenada

□ Explicar à mulher que o modo de parto depende da apresentação dos gémeos, do estado materno e fetal e da idade gestacional. Parto cesáreo

5- Polihidrâmnio

□ O polihidrâmnio ou hidrâmnio é uma quantidade excessiva de líquido amniótico no saco amniótico.

□ Às 36 semanas de gestação, está presente aproximadamente 1 L de líquido. A quantidade de líquido amniótico diminui normalmente após este período. A quantidade de líquido amniótico presente é controlada em parte pela micção e deglutição do feto.

Etiologia

□ A etiologia é geralmente pouco clara.

□ O volume normal do líquido amniótico no termo é de 500 a 1.000 ml.

□ O volume no polihidrâmnio excede os 2.000 ml entre as 32 e as 36 semanas.

□ As anomalias que provocam uma deglutição fetal deficiente ou uma micção excessiva podem contribuir para a doença.

Doença materna como DM, doença renal.

Gravidez múltipla.

Anomalias fetais que afectam o mecanismo da deglutição.

Manifestações clínicas:

□ Aumento excessivo do útero, a altura do fundo do útero aumenta de forma desproporcionada em relação à idade gestacional.

□ Dificuldade em respirar.

□ Difícil de ouvir a FCF e de palpar o feto.

□ Dificuldade em encontrar uma posição confortável para dormir.

□ Dor no abdómen, nas costas e nas coxas devido ao aumento da pressão.

□ Dificuldade em deslocar-se.

□ Varicosidades.

□ Náuseas e vómitos

Complicações

1) Trabalho de parto disfuncional com risco aumentado de cesariana

2) hemorragia pós-parto 3) embolia fluida é possível.

4) Hipóxia fetal aguda secundária

5) Potencial para o parto de um recém-nascido pré-termo

Gestão:

□ Hospitalização, se a mãe estiver dispnéica ou com dores.

□ Amniocentese transabdominal ou vaginal com auxílio de ecografia e monitorização cuidadosa dos sinais vitais. Remover o líquido lentamente para evitar o abruptio placenta.

□ Oferecer apoio, explicando os procedimentos.

□ Encorajar a mulher a repousar sobre o lado esquerdo numa posição semi-deitada para aumentar o fluxo sanguíneo para o útero e o feto e para aliviar os sintomas.

□ Observe atentamente os sinais de descolamento da placenta, apresentação anormal e hemorragia pós-parto.

6- Oligohidrâmnio

□ O oligohidrâmnio é a diminuição acentuada do líquido amniótico no saco amniótico de menos de 0,5 L entre as 32 e as 36 semanas de gestação.

□ Etiologia

□ Frequentemente relacionado com problemas fetais, como obstrução do trato urinário, agenesia renal e RCIU (qualquer condição que impeça a formação de urina ou a entrada de urina no saco amniótico resulta normalmente em oligohidrâmnios).

□ Associada à rutura prematura das membranas (RPM) e à pré-eclâmpsia grave, em que se verifica uma diminuição significativa do volume vascular fetal, causando uma diminuição do débito urinário

□ **Frequentemente observado em**

1) gravidez pós-datada
2) Insuficiência placentária
3) Separação prematura da placenta do útero
4) Transfusão de gémeo para gémeo

Manifestações clínicas

□ Partes fetais proeminentes à palpação do abdómen

□ Tamanho uterino pequeno para a data

□ Desacelerações variáveis não tranquilizadoras ou desacelerações tardias repetitivas no traçado fetal

Avaliação diagnóstica

1) A avaliação ultra-sonográfica do líquido amniótico AFI com menos de 5 cm no total em todos os quatro quadrantes do plano vertical do útero está associada a uma menor mortalidade perinatal. O IFA entre 5 e 8 cm é considerado limítrofe e o tratamento deve ser orientado pelo provedor.
2) FH inferior a AOG.

Gestão

□ Avaliação frequente do estado do feto

□ A ultrassonografia também é feita para avaliar melhor a função renal do feto □ Amnioinfusão (a instalação de líquido na cavidade amniótica para substituir os volumes normais de líquido amniótico) □ O parto pode ser indicado para condições como RCIU ou comprometimento fetal.

Complicações

1) PTL
2) Compressão do cordão umbilical
3) Passagem do mecónio
4) Morte fetal/neonatal

7- Gravidez prolongada

Ou gravidez pós-termo que continua por mais de 42 semanas

Fator que aumenta o risco:

1. Primigesta mais velha
2. História obstétrica pobre
3. Pré- eclâmpsia
4. Diabetes mellitus
5. Anterior bebé grande

1. O crânio fetal ossifica, pelo que a moldagem diminui
2. Insuficiência placentária
3. Morte intra-uterina
4. Sofrimento fetal
5. Aspiração de mecónio
6. Trauma de parto
7. Psicológico, aumento da ansiedade

Gestão:

1. Se não houver complicações, tratamento conservador
2. Avaliar o bem-estar materno e fetal
3. Trabalho de parto induzido no termo

8-Indução do parto

É o início do trabalho de parto por meios artificiais , por razões médicas Indicação:

1. Gravidez prolongada
2. Pré- eclâmpsia
3. Diminuir o bem-estar do feto
4. A primigesta mais velha
5. História obstétrica pobre
6. Rutura prematura das membranas
7. Anterior bebé grande
8. Diabetes mellitus
9. Mentira instável
10. Descolamento de placenta
11. Morte intra-uterina

Contraindicação:

1. EDD não fiável

2 . má apresentação 3. Desproporção cefalopélvica Métodos de indução:

1. Prostaglandina
2. Ocitocina intravenosa
3. Rutura artificial da membrana
4. Observação da mãe e do feto

9-Trabalho acelerado

- Diferente da indução pelo facto de o trabalho de parto se ter iniciado espontaneamente, o processo visa aumentar a eficácia das contracções uterinas quando a evolução do trabalho de parto é lenta

Método utilizado:

- □ O mesmo que na indução

10-Trabalho prolongado

- □ Se o trabalho de parto for superior a 24 horas.

Causas na primeira fase:

1. Contração uterina insuficiente
2. Anomalias pélvicas
3. Feto grande
4. Psicológico

Gestão

1. Identificar a causa
2. Syntocinon para aumentar a ação uterina
3. Se não houver progressos, o CS termina
4. Avaliar o estado da mãe em caso de exaustão
5. Monitorização do coração fetal

Causas na segunda fase:

2. Esforço maternal ineficaz
3. Um períneo rígido
4. Redução da saída pélvica
5. Bebé grande

Complicação:

1. Edema e laceração
2. Prolapso uterino
3. ITU
4. Compressão da cabeça do feto e hipoxia

11-Trabalho obstruído

Quando não há avanço da parte apresentável apesar das fortes contracções uterinas.

Causas:

1. Desproporção cefalopélvica
2. Anomalias fetais
3. Apresentações mal feitas
4. tumores pélvicos

Sinais de trabalho de parto obstruído:

1. Sem compromisso apesar de uma boa contração
2. O colo do útero dilatou-se lentamente
3. Desidratação
4. Pulso rápido
5. Má saída de urina
6. Sinais de sofrimento fetal 7. Anel de retração é visto

Gestão:
A cesariana é realizada se não houver resposta aos instrumentos

Capítulo (10)

Trabalho operário

Cesariana

□ O parto de um feto viável através de uma incisão na parede abdominal e no útero

□ O principal objetivo do parto por cesariana é a preservação da vida e do bem-estar da mãe e do feto

Tipos de cesariana

1. C/S eletiva, C/S não eletiva
2. C/S primária (realizada pela primeira vez), C/S repetida
3. LSCS : A incisão uterina no segmento inferior
4. USCS : A incisão uterina no segmento superior, geralmente através de uma por via transperitoneal, raramente por via extraperitoneal.

Indicações para C/S

Indicações maternas:

1) Hemorragia anteparto (placenta prévia, abruptio-placenta grave), pelve contraída (CPD)
2) Tumores pélvicos que obstruem o parto.
3) Fratura pélvica.
4) Cirurgia vaginal anterior bem sucedida para incontinência de esforço ou fístula urinária.
5) Carcinoma invasivo do colo do útero.
6) Hipertensão materna grave.
7) Cesarianas anteriores ou outra cicatriz uterina que ameace a rutura uterina 8) Aneurisma cerebral ou malformações arterio-venosas.

Indicações fetais:

1) Sofrimento fetal (com ou sem distócia)
2) Certos casos de má apresentação (face, sobrancelha, apresentação composta, OP persistente, mentira transvésica, pois não há lugar para a versão interna com um único feto vivo e a C/S para a apresentação pélvica está a aumentar
3) Gravidez múltipla
4) Anomalias fetais (com distócia associada ou devido ao agravamento das condições no útero).
5) A macrossomia e a prematuridade extrema são exemplos de indicações fetais para a cesariana. A infeção materna por herpes genital e a trombocitopenia são também indicações fetais para a cesariana devido ao risco de infeção e hemorragia fetal.

Contra-indicações da cesariana:

❖ Não existem contra-indicações absolutas, mas é preferível evitar a C/S em casos de morte fetal, anomalias graves incompatíveis com a vida e em algumas doenças maternas como as doenças cardíacas e a coagulopatia

Calendário das C/S electivas

❖ Por interesse maternal □ sem escolha

- ❖ Para o interesse fetal □ considerar a maturidade e a condição fetal
- ❖ Normalmente às 38 semanas

Antes da C/S de emergência

- ❖ Explicar à mulher e ao marido e obter o seu consentimento
- ❖ Informar o anestesista, o pessoal do BO, o pediatra
- ❖ Máscara de oxigénio a 100% em caso de sofrimento fetal
- ❖ Citrato de sódio 20 ml, metoclopramida 10 mg IV
- ❖ Transferir para a sala de operações, fluidos intravenosos, colheita de sangue para Hb, x-match 2 unidades de sangue
- ❖ É preferível utilizar anestesia espinal ou epidural
- ❖ Cateterizar a bexiga
- ❖ Inclinar a mãe 15° utilizando uma cunha
- ❖ Botas pneumáticas insufláveis ou meias Ted
- ❖ Antibióticos profilácticos para diminuir a incidência de infeção
- ❖ Informar o pediatra se a mãe tomou opiáceos nas últimas 4 horas.
- ❖ O halotano não deve ser utilizado para relaxamento uterino e hemorragia
- ❖ Heparina como tromboprofilaxia
- ❖ Partes limpas com solução anti-séptica
- ❖ Posição lateral esquerda - reduzir a compressão aortocaval, reduzir o risco de hipotensão supina
- ❖ Anestesia geral ou anestesia regional
- ❖ Regional (raquidiana ou epidural)

Preparação pré-operatória

- A visita pré-operatória do anestesiologista é importante para avaliar o estado anestésico do doente.
- Para procedimentos electivos, deve ser mantido em jejum durante pelo menos 8 horas.
- Os planos para diminuir a morbilidade potencial associada à aspiração de conteúdo gástrico devem ser realizados em procedimentos não selectivos, incluindo a administração de antiácido oral (citrato de magnésio no prazo de 1 hora após o início da anestesia).
- Antes da administração do anestésico, inicia-se uma linha intravenosa grande e uma infusão de solução cristaloide.
- Verifica-se a Hb e o Hct recentes e efectua-se o rastreio do tipo de sangue.
- O sangue deve estar disponível nos doentes de alto risco.
- A bexiga deve estar vazia, quer através de um cateter, quer permitindo que a mulher esvazie a bexiga imediatamente antes da operação.

A preparação da zona abdominal e perineal inclui a depilação imediatamente antes da cirurgia, uma lavagem de 5 minutos com um detergente adequado e cobertura com um penso estéril

□ A equipa operatória deve cumprir todas as fases das precauções universais para evitar a exposição a agentes infecciosos.

□ A anestesia é normalmente dividida em duas categorias: técnica endotraqueal geral e anestesia regional, que normalmente implica bloqueios espinhais ou epidurais.

Cuidados pós-operatórios de C/ S

□ Controlo rigoroso durante as primeiras 6-8 horas

□ Fluidos parenterais

□ Transfusão de sangue, se necessário

□ Analgésicos e sedativos

□ Fluidos orais

□ Deambulação precoce e exercícios de respiração profunda□Dieta sólida ligeira

.

□ Alta -dia após a remoção da sutura/se for transversal ou subcuticular-
5º/6º dia

Dicas de cuidados pós-operatórios

1. A incisão deve ser coberta com um penso de compressão e deve ser verificada quando os sinais vitais são medidos para detetar sinais de hemorragia através da ligadura.
2. Avaliar o desenvolvimento de hematomas, seromas ou infecções da ferida. Áreas de vermelhidão e massas palpáveis ou sensibilidade extraordinária ou sinais de celulite requerem culturas e terapia antibiótica.
3. Avaliar as complicações pós-operatórias como em qualquer cirurgia de grande porte
4. Os doentes são encorajados a deambular no primeiro dia de pós-operatório e são obrigados a virar-se, tossir e respirar fundo imediatamente após a cirurgia.
5. A dieta é progressiva a partir de líquidos claros na noite do dia da operação se a cirurgia foi de manhã, começando normalmente cerca de 8 a 12 horas após a cirurgia.
6. A medicação adequada para a dor é um componente essencial do tratamento pós-operatório

Cuidados pós-natais

□ A V/S e a perda de sangue devem ser monitorizadas

□ Fundo uterino palpado, massajado

□ Analgésicos parenterais eficazes

□ Incentivar a respiração profunda e a tosse

□ Mobilização precoce

□ Fluidoterapia e dieta

□ Avaliar a função da bexiga e dos intestinos

□ Tratamento de feridas

□ Investigações laboratoriais

□ Cuidados com o peito e com o bebé

□ Profilaxia do tromboembolismo

<u>Complicações</u>

A. Intra-operatório

1) Hemorragia e necessidade de transfusão de sangue

2) Histerectomia
3) Complicações da anestesia
4) Lesões da bexiga, do ureter, do cólon , retenção de tecido placentário
5) Lesão fetal

Complicações

B. Pós-operatório

1) Distensão gasosa
2) Íleo paralítico
3) Deiscência e infeção da ferida
4) Infectinas □ ITU, pulmonar
5) TVP e embolia pulmonar
6) Morte
7) Fístula vesico-uterina

Modo de parto na próxima gravidez

Critérios para VBAC:

□ O paciente deve concordar com o procedimento
□ Uma incisão uterina transversal baixa
□ Causa não recorrente da SC anterior
□ Sem macrossomia, má posição, gestação múltipla, pélvis

Modo de parto na próxima gravidez Cont.

Contraindicação para VBAC:

□ Anterior clássico CS
□ 2 ou mais CS anteriores
□ Outra cirurgia uterina anterior
□ Hx de rutura de cicatriz
□ Placentaprevia ou mentira transversal

Episiotomia

□ A episiotomia é uma incisão efectuada no períneo para alargar a saída da vagina.
□ Uma vez que as suturas utilizadas para reparar a episiotomia são de material absorvível, não precisam de ser removidas e não é necessário aplicar qualquer penso.

os objectivos:

1) Prevenir a laceração do períneo
2) Facilitar a reparação da laceração e promover a cicatrização.
3) Minimizar o estiramento prolongado e grave dos músculos que suportam a bexiga ou o reto, que pode mais tarde levar a incontinência de esforço ou prolapso vaginal.
4) Encurtar a segunda fase.
5) Alarga a vagina no caso de ser necessário manipulá-la para dar à luz um bebé

Tipos de episiotomias

O tipo de episiotomia é designado pelo local e pela direção da incisão.

1. Mediana: É o procedimento mais comummente aplicado
□ É eficaz, fácil de reparar e geralmente o menos doloroso.
□ A incisão é feita no meio do períneo e dirigida para o reto.

□ Acredita-se que cicatriza com poucas complicações, sendo mais confortável para a mulher.

□ Se for necessária uma incisão longa e grande durante o parto, pode ser necessária uma incisão no esfíncter anal (considerada uma limitação deste método).

2. **Mediolateral**: A incisão é feita lateralmente no períneo.

□ Este método evita o esfíncter anal em caso de necessidade de alargamento.

□ A perda de sangue é maior, a reparação é mais difícil (considerada uma limitação para este método)

Gestão e intervenções de enfermagem:

□ O local da episiotomia é inspeccionado de 15 em 15 minutos durante a primeira hora após o parto e depois uma vez por dia. A cicatrização deve estar completa em várias semanas.

□ O local é avaliado quanto a sensibilidade, vermelhidão, inchaço e evidência de hematoma

□ Ensino às doentes sobre os motivos da episiotomia, sinais de infeção e medidas de higiene.

□ Redução da dor e do desconforto através da aplicação de compressas de gelo após o procedimento para reduzir o edema

□ Os banhos quentes de Sitz após 24 horas e o calor seco ajudam a aumentar a circulação na zona e a promover a cicatrização.

□ Utilizar sprays analgésicos locais ou analgésicos orais para promover o conforto.

OperatórioParto vaginal / Parto assistido por fórceps

□ Os fórceps obstétricos são constituídos por duas lâminas articuladas de dupla curvatura, tipo colher. As pinças são concebidas para rodar ou extrair a cabeça do feto

Indicação para o parto com fórceps:

Condições fetais

□ Sofrimento fetal, prolapso do cordão umbilical, abruptio placenta e pressão excessiva sobre a cabeça do feto devido a uma descida detida.

Condições maternas

□ Eclampsia, doença cardíaca, hemorragia materna, exaustão materna e falha de progresso na segunda fase devido a fracas contracções uterinas.

Pré-requisitos para a aplicação de fórceps:

1) O colo do útero deve estar completamente dilatado.
2) A cabeça do feto deve estar encaixada, de preferência profundamente.
3) Apresentação do vértice ou da face (diagnóstico exato da posição e da estação).
4) A pélvis deve ser adequada, sem desproporção.
5) As membranas devem ser rompidas.
6) Deve ser utilizada alguma forma de anestesia.
7) O reto e a bexiga devem estar vazios para evitar a laceração e a formação de fístulas.

Tipos de parto com fórceps

□ Fórceps baixo: os fórceps são aplicados depois de a cabeça ter atingido o pavimento perineal. Este parto será fácil com fórceps.

□ Fórceps médio: o vértice encontra-se nas espinhas isquiáticas. Qualquer parto com fórceps requer rotação, independentemente da estação.

□ Fórceps alto: os fórceps são aplicados antes de o parto ter ocorrido (acima da espinha isquiática). A maioria dos hospitais tem políticas contra a aplicação de fórceps altos.

Substituída por parto por cesariana.

Fornecimento a vácuo

□ A extração por vácuo é realizada através de um extrator de vácuo especializado, que possui um dispositivo de sucção tipo tampa que pode ser aplicado à cabeça do feto para facilitar a extração

Indicações

□ Trabalho de parto disfuncional, sofrimento fetal, HPI e abruptio placenta.

□ Quando se deve evitar o uso de fórceps.

□ Doença cardiopulmonar materna

□ Mal posicionamento; posições occipito lateral e occipito posterior

Capítulo (11)

Emergência obstétrica

Prolapso do cordão umbilical

O prolapso do cordão umbilical ocorre quando uma volta do cordão umbilical escorrega para baixo da parte que apresenta o feto. Pode deslizar imediatamente com o jato de líquido ou muito depois da rutura das membranas

Causas:

1) Rutura de membranas quando a parte apresentadora não está encaixada na pélvis
2) Mais comum na apresentação do ombro e do pé.
3) Prematuro: o feto pequeno permite mais espaço à volta da parte que se apresenta.
4) Polihidrâmnio: provoca uma maior quantidade de líquido que causa uma maior força quando as membranas se rompem
5) Pélvis contraída
6) Placenta prévia.

Manifestações clínicas:

A palavra pode ser vista a sobressair da vagina ou pode ser palpada no canal vaginal ou no colo do útero.

Sinais de sofrimento fetal: o cordão umbilical está comprimido entre a parte que o apresenta e a bacia óssea.

Se o cordão umbilical for exposto ao ar frio da sala, pode ocorrer uma constrição reflexa dos vasos umbilicais.

O padrão da frequência cardíaca fetal pode ser irregular com bradicardia fetal periódica.

Gestão:

a prioridade é aliviar a pressão sobre o cordão umbilical para melhorar o fluxo sanguíneo umbilical até ao parto.

A FCF é avaliada continuamente,

Colocar a mulher na posição de recuperação ou na posição de joelho-tórax ou na posição de ^Trendelenburg.

Administrar oxigénio às mulheres.

Colocar a mão com luva esterilizada na vagina e empurrar a cabeça do feto para cima para aliviar a compressão do cordão umbilical.

Preparar um parto vaginal imediato se o colo do útero estiver dilatado.

Preparar um parto por cesariana imediata se o colo do útero não for eliminado.

Em casa, cobrir o cordão umbilical saliente com um penso húmido limpo. Elevar as ancas da mulher e transportá-la imediatamente para o hospital.

Rutura do útero

- A rutura uterina é uma rutura espontânea ou traumática do útero.
- Pode preceder o início do trabalho de parto
- Pode ser rutura completa, incompleta, deiscência.

Manifestação clínica:

1) **Rutura completa:**

- □ Dor abdominal súbita e aguda durante as contracções.
- □ Sensibilidade abdominal. - Cessação das contracções.
- □ Hemorragia para a cavidade abdominal e, por vezes, para a vagina.
- □ O feto é facilmente palpado, os batimentos cardíacos fetais cessam.
- □ Sinais de choque.

2) **Rutura incompleta:**

- □ Desenvolve-se num período de algumas horas.
- □ Dor abdominal durante as contracções.
- □ As contracções continuam, mas o colo do útero não dilata.
- □ Pode estar presente hemorragia vaginal.
- □ Taquicardia, pele pálida.
- □ Perda de tons cardíacos.

Causas:

- □ Cicatriz de cesariana fraca
- □ Traumatismo durante a manipulação cirúrgica da vagina
- □ O uso imprudente da ocitocina
- □ Trabalho de parto prolongado ou obstruído
- □ Pressão manual excessiva aplicada ao fundo do útero durante o parto
- □ Anomalia uterina congénita.
- □ Trabalho de parto prolongado ou obstruído.
- □ Parto forçado de fetos com anomalias.
- □ Versão interna ou externa

Gestão :

O tratamento inicial consiste em estabilizar a mulher e o feto para um parto por cesariana.

□ A laparotomia de emergência é realizada em caso de rutura completa, normalmente o útero é removido e são feitas tentativas para salvar o bebé.

□ Administrar fluidos intravenosos e sangue conforme indicado.

□ Administrar oxigénio à mulher.

□ Preparar a mulher para uma cirurgia de emergência.

□ Monitorizar os sinais vitais maternos e fetais até ao início da cirurgia.

□ O útero pode ser reparado se a rutura não for extensa, se for necessária uma histerectomia extensa.

Embolia do líquido amniótico

□ É a infusão acidental de líquido amniótico na corrente sanguínea da mãe sob a pressão da contração do útero.

□ O líquido amniótico contendo vérnix fetal, lanugo, mecónio e muco entra no sangue materno através de defeitos na inserção da placenta.

□ Estas partículas tornam-se êmbolos na circulação geral da mãe, causando:

□ Colapso respiratório agudo, colapso circulatório, hemorragia e corpulmonale ao bloquear os vasos dos pulmões.

□ Estas partículas estimulam a coagulação anormal, iniciando a CID.

□ A embolia do líquido amniótico é rara e geralmente fatal (a taxa de mortalidade é de 80% nas mães e de aproximadamente 50% nos recém-nascidos)

Manifestações clínicas

□ Dispneia súbita e dor no peito.

□ cianose.

□ taquicardia.

□ Edema pulmonar.

□ Choque prolongado devido a:

1. Anafilaxia, que causa colapso vascular .
2. Hemorragia uterina com desenvolvimento de hipofibrinogenemia.

□ Gestão e intervenção de enfermagem:

As medidas de emergência são instituídas imediatamente, incluindo a reanimação cardiopulmonar (RCP).

Melhorar a perfusão dos tecidos e a função cardiopulmonar.

Administrar O2 o mais rapidamente possível, quando a situação for reconhecida.

Fornecer ventilação assistida.

Manutenção do volume de fluidos e correção da DIC.

Administrar sangue total fresco e fibrinogénio.

Administrar fluidos intravenosos e plasma.

Fornecer monitorização contínua do estado materno e fetal.

Entrega do feto.

Uma vez que o feto está em grande perigo, recorre-se a uma cesariana.

Cuidar do recém-nascido e proporcionar aos familiares conforto e informações sobre o estado da mãe e do bebé.

Inversão uterina

□ A inversão uterina (o útero está virado do avesso) é uma complicação rara mas potencialmente fatal. causas:

□ A causa mais comum é a tração excessiva do cordão umbilical, numa tentativa de apressar a terceira fase do parto.

□ pressão vigorosa no fundo do útero, atonia uterina e tecido placentário anormalmente aderente.

Manifestações clínicas:

Quando ocorre uma inversão completa, uma massa grande, vermelha e globular (que pode conter a placenta ainda ligada) sobressai 20 a 30 cm para fora do introito vaginal. Uma inversão parcial ou incompleta não é visível; em vez disso, palpa-se uma massa lisa através do colo do útero dilatado.

Os sintomas maternos incluem dor, hemorragia e choque

J Gestão

Envolve a substituição manual do fundo do útero (sob anestesia geral) pelo médico, seguida de ocitocina para facilitar as contracções uterinas e de terapêutica antibiótica para prevenir a infeção.

A prevenção (não puxando fortemente o cordão até que a placenta se tenha separado completamente) é a terapia mais segura e mais eficaz.

Vasa Praevia

- É uma complicação obstétrica definida como a passagem de vasos fetais ou a sua proximidade com o interior do colo do útero.
- Estes vasos encontram-se no interior das membranas (sem o suporte do cordão umbilical ou do tecido placentário) e correm o risco de se romperem quando as membranas de suporte se rompem
- Normalmente, o cordão umbilical insere-se no meio da placenta à medida que esta se desenvolve.
- A vasa prévia está presente quando os vasos fetais atravessam as membranas fetais sobre o orifício cervical interno.
- Anormal: Na inserção velamentosa do cordão umbilical, o cordão umbilical insere-se nas membranas fetais (membranas coriamnióticas), viajando depois dentro das membranas até à placenta (entre o âmnio e o córion).
- Os vasos expostos não estão protegidos pela gelatina de Wharton e, portanto, são vulneráveis à rutura. A rutura é especialmente provável se os vasos estiverem perto do colo do útero, caso em que podem romper-se no início do trabalho de parto, resultando provavelmente num nado-morto

Diagnóstico

□ Raramente é confirmada antes do parto, mas pode ser suspeitada pelo Doppler que revela um vaso que atravessa as membranas sobre o orifício cervical interno.

□ O diagnóstico é normalmente confirmado após o parto através do exame da placenta e das membranas fetais.

Tratamento

□ Normalmente, está indicado o tratamento imediato com um parto por cesariana de emergência

Referências

- Marshall, J. e Rayon, M.(2014).Myles textbook for midwives,16th ed., UK, Churchill Livingstone.
- Gibbs, L. e Engebreston, J. (2013). Maternity Nursing Care , 2nd ed., International ed., USARicci, S. S.(2013).
- Essential of Maternity& Newborn and Women's Health Nursing, 3ª ed., EUA, Lippincott Williams & Wilkins
- Marieb, E. e Hoehn, K.(2014). Human Anatomy & Physiology,9th ed.,UK, Pearson.

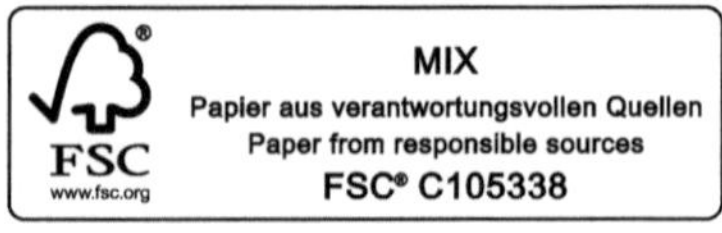

Printed by Books on Demand GmbH, Norderstedt / Germany